Knaur

Ulrike Tanzer

Die 50 besten Heißhungerkiller

- Schnelle Hilfe gegen Naschgelüste
- Von A bis Z: Praktische Tipps und Tricks für jeden Tag

GESUND GENIESSEN

Liebe Leserin, lieber Leser,

es ist Nachmittag, und Sie haben bereits stressige und hektische Stunden hinter sich. Mittags konnten Sie nur nebenbei ein Brötchen verschlingen, und nun steht Ihnen vor lauter Heißhunger der Sinn nach einer großen Portion Pommes rot-weiß. Oder aber Sie waren mit Kollegen in der Firmenkantine, haben schnell etwas Warmes gegessen – und jetzt meldet sich plötzlich ein riesiger Appetit auf Schokolade, möglichst eine ganze Tafel. Ein solches Gefühl von Heißhunger kennt jeder. Selbst Willensstarke kommen ins Wanken, wenn der Körper nach Nahrung lechzt, und zwar am liebsten in Form von möglichst süß oder möglichst fettig – Kalorienbomben eben!

Die Gründe für Heißhungerattacken sind vielfältig. Entweder hat man eine Mahlzeit ausgelassen, und der Magen hängt durch, oder man hat sich die geliebten Chips zu lange verkniffen. Vielleicht ist man auch aus Stress, Frust und Hektik auf der Suche nach Essbarem. Verspürt man wirklich Hunger, sollte man der Lust ruhig mal folgen und dem Körper das geben, was er im Moment braucht. Das darf auch Schokolade sein – natürlich möglichst nur ein paar Stückchen statt der ganzen Tafel. Steckt jedoch in Wirklichkeit die Psyche hinter dem Hungergefühl, gibt es viele Möglichkeiten, sich anderweitig etwas Gutes zu tun: ein Spaziergang in der Natur, ein Plausch mit einer Freundin oder ein heißes, duftendes Bad sind nur drei davon.

Es gibt keine ultimative Lösung dafür, wie die Heißhungerattacken ein für alle Mal verschwinden. Wir zeigen Ihnen jedoch anhand von 50 Tipps, wie Sie bestimmte Lebensmittel und Verhaltensweisen gezielt als Heißhungerkiller einsetzen können. Und damit Sie in Zukunft nur noch so selten wie möglich in eine verzwickte Situation kommen, stellen wir auch Strategien vor, wie Sie Ihr Essverhalten rundum ruhiger und ausgeglichener machen können.
Die Tipps sind alphabetisch sortiert, jeder steht für sich. Sie müssen das Buch also nicht von vorne bis hinten lesen. Blättern Sie darin, lesen Sie quer, und schauen Sie, was Sie anspricht. Mit manchen Tipps können Sie vielleicht nichts anfangen, andere werden Ihnen ein Aha-Erlebnis verschaffen, und wieder andere sind so überraschend einfach, dass Sie sie sofort umsetzen wollen.
Vergessen Sie über alldem nie: Der Zustand unseres Körpers spiegelt den Zustand unserer geistigen Verfassung wider – und umgekehrt! Nur mit ausgewogener Ernährung, ausreichender Flüssigkeitszufuhr und Bewegung können wir uns ausgeglichen und gelassen fühlen – und extreme Verhaltensweisen wie Heißhungerattacken vermeiden. Lassen Sie es sich gutgehen, und genießen Sie alles, was Sie essen!

Ihre Ulrike Tanzer
Diplom-Ökotrophologin

Was ist eigentlich Hunger?

Was haben die Hormone mit Hunger zu tun? Wieso können wir manchmal riesige Portionen verputzen und sind bei anderen Gelegenheiten schon nach wenigen Bissen satt? Die wichtigsten Fragen rund um den Hunger werden auf den folgenden Seiten beantwortet.

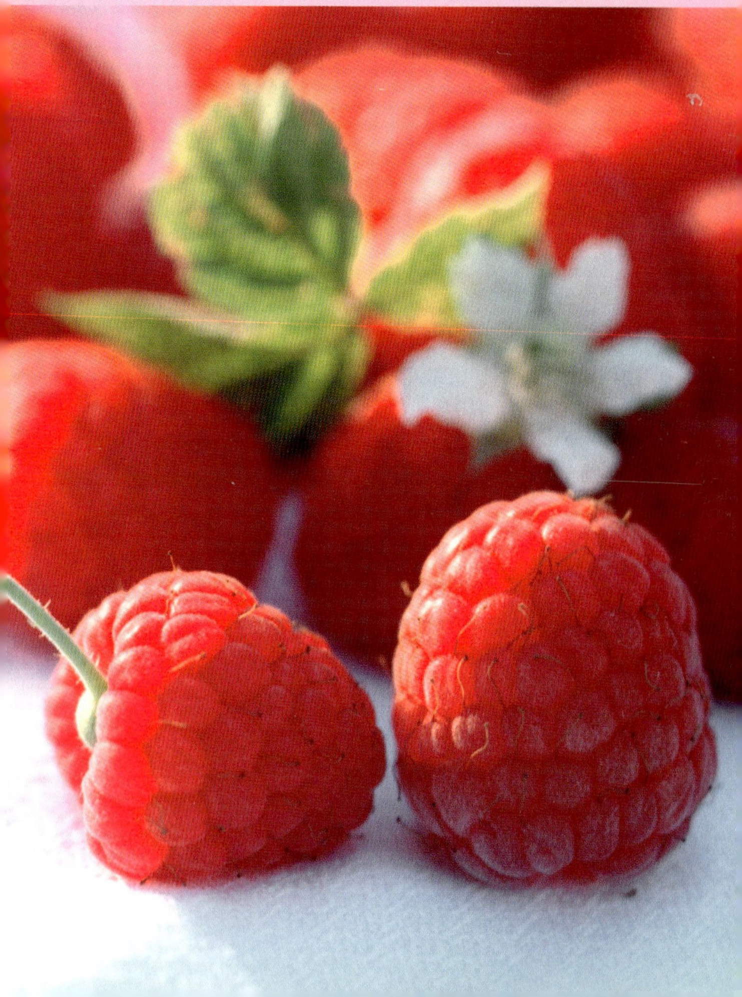

Wenn der Magen knurrt

»Hunger« bezeichnet eine unangenehme körperliche Empfindung, die bei leerem Magen auftritt und wieder verschwindet, wenn der Magen nach der Nahrungsaufnahme gefüllt ist. Das Gefühl macht sich oft durch ein lautes Magenknurren bemerkbar, mit dem uns der Körper sagen will, dass unsere Energiespeicher leer sind. Denn wenn man Hunger hat oder Essen riecht, läuft einem sprichwörtlich das Wasser im Mund zusammen. Speichel wird produziert, er wird als Spucke hinuntergeschluckt, und diese Flüssigkeit gelangt nun zusammen mit Luft in den Magen. Hier werden durch die Leerkontraktion des Magens gluckernde Geräusche erzeugt – ähnlich wie bei einem mit Wasser gefüllten Luftballon.
Obwohl man von Magenknurren spricht, können diese Geräusche nicht nur im Magen, sondern auch im Dünndarm oder tiefer gelegenen Darmabschnitten entstehen. Der Magen-Darm-Trakt besitzt nämlich ein eigenständiges Nervensystem. Dieses steuert die typischen Bewegungen, nämlich die Kontraktionen in der Muskulatur des Verdauungstraktes. Das ist ein Grund dafür, dass sich auch ein voller Magen mit lautem Knurren melden kann. Es handelt sich dann allerdings um Darmgeräusche, die von der Darmbewegung und der Verarbeitung des Speisebreis herrühren.

Endlich satt!

Doch aufgepasst: Nicht nur die Magenfülle bzw. -dehnung sagt uns, ob wir wirklich satt sind. Es ist sogar eher so, dass ein voller Magen mit dem subjektiven Erlebnis des Sattseins eher weniger zu tun hat. Denn dieses

Gefühl kommt direkt aus dem Gehirn. Der Magen signalisiert also an das Gehirn »Ich bin voll!«, und erst dann spüren wir, dass wir satt sind. Bis die Information jedoch im Gehirn angekommen ist, können bis zu 20 Minuten vergehen – ein Aspekt, der bei der Nahrungsaufnahme unbedingt beachtet werden muss. Bei Heißhungerattacken, die innerhalb weniger Minuten ablaufen, können wir deshalb Berge von Essen verschlingen, ohne uns wirklich satt zu fühlen.

Langfristig ist das Regulationssystem im Gehirn darauf ausgerichtet, die Energiebilanz ausgeglichen und damit das Körpergewicht konstant zu halten. Der Hypothalamus, ein kleiner Teil unseres Gehirns, übernimmt dabei die Aufgaben einer zentralen Schaltstelle. Hier befindet sich auch das Sättigungszentrum, wo alle Daten rund um das Verdauungssystem ausgewertet werden. Die Signale, die z.B. durch optische Reize, Geruchs- und Geschmackswahrnehmungen, Darmfüllung, Zustand von Fettreserven und vor allem durch den Blutzuckerspiegel ausgelöst werden können, erhält der Hypothalamus von verschiedenen Messstationen im ganzen Körper.

Zahlreiche Hormone, darunter Ghrelin, Leptin und Insulin, beeinflussen ebenfalls das Essverhalten. Insbesondere das Serotonin, das auch als Glückshormon bezeichnet wird, stellt in seiner Funktion als Neurotransmitter die Verbindung zum emotionalen, lustvollen Aspekt des Essverhaltens her – Freude am Essen, Befriedigung durch eine leckere Mahlzeit. Das Fehlen von Serotonin ist daher oft Auslöser von (Heiß-)Hungergefühlen. Erst wenn der gesamte Stoffwechsel ausgeglichen ist, meldet unser Gehirn ein zufriedenes »Genug«.

Wie lange kann ein Mensch »hungern«?

Ein normal ernährter Mensch kann ungefähr 40 bis 70 Tage hungern, das heißt unter vollständigem Nahrungsentzug leben. Die ertragbare Hungerzeit ist jedoch unter anderem abhängig von der Flüssigkeitszufuhr und der Umgebungstemperatur. Dramatischer ist der Mangel an Wasser, Tee & Co. – ohne ausreichende Flüssigkeit überlebt der Körper nur wenige Tage.

Wie entsteht Heißhunger?

Jeder kennt ihn, jeder hatte ihn schon einmal, und jeder hofft, dass er nicht allzu oft auftaucht: der gefürchtete Heißhunger – Verlangen nach bestimmten Nahrungsmitteln, meist Süßigkeiten, oder nach ungesundem Essen, das man sonst mühevoll zu vermeiden versucht.

Bei einer Heißhungerattacke haben manche einen Bärenhunger, andere einfach nur Lust auf Essen, wieder andere richtig Appetit. Allen ist gemeinsam: Sie spüren ein anfallartig auftretendes, übersteigertes Hungergefühl mit extremem Drang nach sofortiger Nahrungsaufnahme. In vielen Fällen fängt sogar der Magen zu knurren an, obwohl man erst vor ein, zwei Stunden gut gegessen hat, so dass es sich eigentlich nicht um echten Hunger handeln kann.

Man kann drei Formen von Heißhunger unterscheiden: Der körperlich bedingte Heißhunger signalisiert in den meisten Fällen akute Unterzuckerung des Körpers, der psychisch bedingte wird durch Stress und negative

Emotionen ausgelöst, und die Essgelüste werden zu einer Gewohnheit, und schließlich gibt es auch eine Mischform von beiden.

Plötzliche Essensgelüste können auch bei Magenfunktionsstörungen, bei zu niedrigem Blutzuckerspiegel, Diabetes, in der Schwangerschaft oder bei zentralnervösen Regulationsstörungen auftreten.

Sie können außerdem einen Mangel an Mineralstoffen und Vitaminen signalisieren. So kann z. B. die Lust auf Käse ein Zeichen sein, dass der Körper zu wenig Kalzium bekommt.

Heißhunger trifft jeden!

Laut einer französischen Studie leiden mehr als doppelt so viele Frauen wie Männer an Heißhungerattacken. Dabei greifen Frauen eher in depressiven Momenten zu Pommes, Schokolade & Co., während Männer gerne reichlich – und dann vor allem deftig – essen, wenn sie gute Laune haben.

Die richtige Nahrung für Körper und Geist

Heute ist das gesunde Essverhalten oft gestört, weil sich der Mensch zu sehr an das überall verfügbare fette und zuckerhaltige Essen gewöhnt hat. So ist auch Heißhunger in der Regel schnell und einfach zu stillen. Denn er ist oft nur eine pure Laune unseres Organismus oder hilft, unangenehme, eher negative Gefühle »zu ertragen«.

Vor allem in Stresssituationen, bei Frust oder z. B. in den dunklen Wintermonaten ist ein verstärkter Heißhunger – vor allem auf Süßes – zu beobachten. Der Grund dafür ist zum einen, dass bei Stress oder schlechter Laune Zucker schnell verwertbare Energie liefert. Zum anderen wird durch Süßes die Serotoninproduktion wieder in Schwung gebracht. Man fühlt sich wohler, die Stimmung verbessert sich. Allerdings wird durch den Zucker auch der Insulinspiegel schnell angehoben, was dazu führt, dass der Blutzuckerwert rasch wieder sinkt. Die Folgen: weitere Heißhungerattacken.

Je hochwertiger unser Essen ist, desto schneller fühlen wir uns satt. Eine gesunde Ernährungsweise mit vielen Ballaststoffen, Gemüse und ausreichend Eiweiß sorgt dafür, dass der Blutzuckerwert im Gleichgewicht bleibt und große Schwankungen, die Heißhunger auslösen können, vermieden werden.

Doch auch die geistige Nahrung sollte nicht zu kurz kommen. Wenn wir schöne Dinge erleben, ein zufriedenes Leben führen, werden im Körper genügend positive Glücksstoffe wie z. B. das Serotonin ausgeschüttet.

Gerade bei depressiven Menschen wird Serotonin erwiesenermaßen nur unzureichend produziert. Der Hunger nach einem erfüllten Leben lässt sie dann nicht selten zu Sahnetorte oder Pommes greifen. Doch diese Lebensmittel machen vielleicht den Magen satt, nicht aber die Seele.

Sorgen Sie also für positive Emotionen, für Freude, für Erfolg. Wenn Sie das Gefühl haben, ein glückliches, erfülltes Leben zu führen, kommt auch in Ihrem Kopf die Botschaft »Ich bin satt!« wirklich an.

Heißhungerkiller von A bis Z

Es gibt zahlreiche Möglichkeiten, mit Heißhunger umzugehen, doch nicht alle funktionieren bei jedem. Finden Sie die besten Tipps für sich persönlich heraus. Probieren Sie einfach aus, was Ihnen gefällt, und Sie werden Ihre Heißhungerattacken sicher in den Griff bekommen.

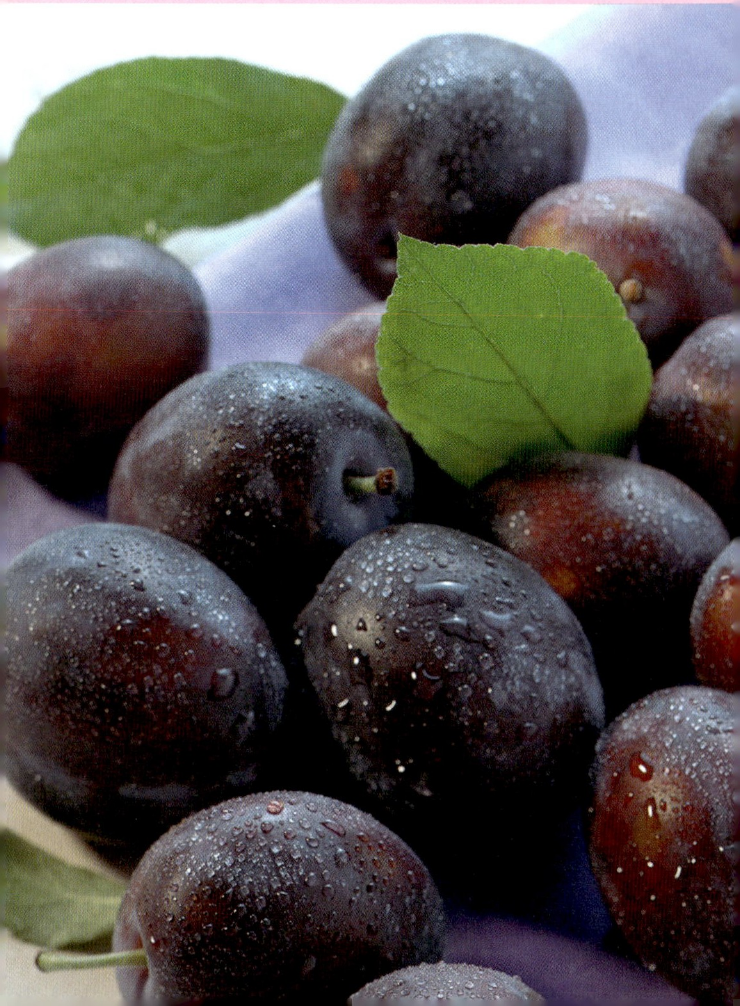

1 Mit Akupressur gegen Heißhunger

Es gibt viele Theorien, warum uns aus heiterem Himmel die Lust nach Süßem oder Deftigem befällt. So beruhen nach fernöstlichem Verständnis Heißhungerattacken auf einem Ungleichgewicht des Magens. Er meldet sich dann auch ohne Hunger und möchte einfach nur gefüllt werden.

Sie können das Gleichgewicht leicht wiederherstellen, indem Sie Akupressur anwenden. Einfach locker hinsetzen, leicht nach vorn beugen, ausatmen und den Punkt genau in der Mitte zwischen dem Ende des Brustbeins und dem Bauchnabel drücken – etwa eine halbe Minute lang.

Ein weiterer Akupressurpunkt gegen Heißhunger liegt direkt unter der Nase: Drücken Sie ein paarmal jeweils 15 bis 20 Sekunden lang mit dem Zeigefinger auf den Punkt zwischen Nase und Oberlippe – der Druck wird direkt ans Appetitzentrum im Gehirn weitergeleitet und wirkt bremsend. Wiederholen Sie dies ein paarmal, und Sie werden sehen, dass der Heißhunger verschwindet.

Nicht vergessen

Üben Sie ganz bewusst Geduld – nach 10 bis 15 Minuten hat sich der Heißhunger meist von selbst gelegt. Diese Zeit können Sie meditativ überbrücken, oder Sie beschäftigen einfach Ihre Hände! Machen Sie die lange aufgeschobene Maniküre, sortieren Sie den immer größer werdenden Papierstapel, oder lesen Sie ein Buch.

2 Algen – die Superstars gegen Hunger

Wer hätte das gedacht, dass eine solch alte Pflanze wie die Alge helfen kann, den unbändigen Heißhunger zu stillen? Algen sind unbestritten die Superstars aus der Tiefe, denn sie sind Multitalente, die selbst die Stars und Sternchen aus Hollywood sehr schätzen, um möglichst lange schlank, jugendlich, vital und leistungsfähig zu bleiben.

Die wenigsten Menschen wissen, dass Algen rund 80 bis 90 Prozent des Sauerstoffs, welcher unser Leben ermöglicht, produzieren. Sie enthalten mehr Mineralstoffe, Vitamine und Spurenelemente als jedes andere Naturprodukt und sind extrem widerstandsfähig.

Organismen, die in der Natur so stark sind, können auch uns von innen stärken: Die kleine grüne Pflanze hat sich als einer der wirksamsten und zugleich gesündesten Heißhungerbekämpfer gezeigt. Sie unterstützt die Normalisierung des Stoffwechsels und bekämpft Mangelerscheinungen, die oft zu Essattacken führen. Mit zunehmender Verbreitung der asiatischen Küche in Europa kommen verschiedene Meeresalgen auch hierzulande immer öfter auf den Tisch, z. B. in Sushi, Suppen oder als Salat.

Nicht vergessen

Auch in Form von Pulver oder Tabletten können Algen gegen Heißhunger wirken. Qualitativ besonders hochwertige Algenprodukte erkennt man an ihrer dunklen, blaugrünen Farbe.

3 Herrliche Aromen statt süßer Naschereien

Wenn wir Stress haben oder wenn wir traurig sind, dann ist die Lust auf Süßes besonders groß. Damit dieses Bedürfnis nach Wohlgefühl nicht in eine Heißhungerattacke mündet, ist es wichtig, dass wir unserem Körper helfen, dieses Verlangen sofort zu befriedigen.

Das geht am besten und schnellsten mit kalorienarmen, leicht süß schmeckenden Tees. Es gibt heutzutage eine Vielzahl von Tees, sei es schwarzer Tee oder Kräutertee, denen Aromen beigefügt wurden, die die Lust auf Kalorienbomben wie z. B. Schokolade, dämpfen. Auch der von Natur aus süßliche Rooibostee gehört selbstverständlich dazu.

Aromen wie Vanille, Apfel und Sahne fördern die Serotoninbildung im Körper. Ein Mangel dieses Gute-Laune-Hormons führt häufig zu Heißhunger auf süße Nahrungsmittel, denn in diesen ist oft die Vorstufe des Serotonins, das Tryptophan, enthalten. Ein guter Ersatz Süßes sind Tees mit Vanille- oder Erdbeer-Sahne-Aroma, mit Karamell- oder Sahne-Krokant-Geschmack. Probieren Sie aus, welche Sorte Ihnen zusagt, und genießen Sie den Tee, sooft Sie mögen.

Nicht vergessen

Sie sind unterwegs und bekommen unbändige Lust auf Sahnetorte? Dann naschen Sie einfach ein cremiges Bonbon mit Sahnearoma – das hat wenig Kalorien, gibt Ihnen einen schnellen Energiekick und stoppt die Lust auf mehr Süßes.

4 Ballaststoffe – die idealen Sattmacher

Ballaststoffe sind optimale Heißhungerkiller! Diese unverdaulichen Pflanzenfasern im Essen saugen sich mit Flüssigkeit voll, quellen auf wie ein Schwamm und sorgen dafür, dass im Bauch keine gähnende Leere entsteht, die (Heiß-)Hunger signalisiert. Der Darm füllt sich, die Verdauung wird angeregt, und man ist lange satt. Außerdem enthalten die Fasern viele wichtige Nährstoffe, Vitamine und Mineralien, die der Körper braucht. Denn der Mangel an diesen Vitalstoffen löst ebenfalls Hungergefühle aus – ein Warnsignal des Körpers, das sich vor allem bei Diäten oder einseitiger Ernährung meldet. Essen Sie deshalb viele komplexe Kohlenhydrate und Ballaststoffe wie Obst und Gemüse – je bunter und kräftiger die Farben, desto mehr Vitamine stecken drin.

Gewöhnen Sie sich zum Beispiel an, täglich einen Apfel zu essen. Darin sind nicht nur viele wichtige Vitalstoffe wie Kalzium, Magnesium, Phosphor oder Kalium enthalten. Äpfel sind auch eine wichtige Quelle für Pektine, die lange satt machen. Sie sind also ein idealer, süßer Frischekick für jeden Tag!

Nicht vergessen

Es gibt Menschen, die einen regelrechten Heißhunger auf Äpfel entwickeln. Das könnte daran liegen, dass zu viele gesättigte Fette verzehrt werden. Der Körper will anschließend den erhöhten Cholesterinspiegel senken und verlangt nach einem Apfel.

5 Bewegung für den Glückskick

Überschüssige Energie oder Ärger im Beruf machen nervös oder gereizt – der Körper produziert in der Folge Stresshormone. Es gibt einen einfachen Weg, diese wieder abzubauen: Bewegung! Bewegung ist das A und O eines gesunden Menschen. Wer sich regelmäßig bewegt, bleibt gesund, fit und ist für den Alltag bestens gewappnet.

Sportliche Menschen sind außerdem meistens gutgelaunt, denn bei der Bewegung wird im Gehirn das Glückshormon Serotonin freigesetzt. Dieses Hormon brauchen wir, um uns wohlzufühlen und um zufrieden und ausgeglichen zu sein. Sind wir jedoch Bewegungsmuffel und geben unserem Körper keine Chance, Serotonin selbst zu produzieren, ist die nächste Heißhungerattacke bereits vorprogrammiert.

Dabei geht es nicht darum, für den nächsten Marathon zu trainieren. Gewöhnen Sie es sich z. B. an, möglichst viele Strecken zu Fuß oder mit dem Fahrrad zurückzulegen statt mit dem Auto. Oder gehen Sie ein paarmal pro Woche eine halbe Stunde zügig spazieren. Wichtig ist die Regelmäßigkeit: Dreimal pro Woche eine halbe Stunde moderate Bewegung ist effektiver, als sich einmal die Woche im Fitnessstudio auszupowern.

Nicht vergessen

Doppelt läuft besser! Mit anderen zusammen Sport treiben macht mehr Spaß. Die Kombination aus sozialen Kontakten und Bewegung gilt als Jungbrunnen für Körper und Geist.

6 Blutzuckerspiegel im Lot

Schon mit der Muttermilch haben wir gelernt: Süß macht glücklich. Leider aber auch hungrig! Wird viel raffinierter, schnell verwertbarer Zucker wie in Weißbrot, Schokocreme oder Cola verzehrt, bringt das den Blutzuckerspiegel ins Schleudern. Um den hohen Wert wieder nach unten zu regulieren, wird viel Insulin ausgeschüttet. Sinkt der Zuckerspiegel dann auf ein normales Level, so meldet sich unvermeidlich das Hungergefühl, weil ein abfallender Wert dem Gehirn vermittelt, dass Zucker fehlt.

Checken Sie also Ihren Speiseplan! Lassen Sie den »einfachen« Zucker möglichst oft weg, und steigen Sie um auf langsam verwertbare Kohlenhydrate, die einen sogenannten hohen glykämischen Index haben.

Ersetzen Sie Baguette, Nudeln & Co. aus Weißmehl durch Vollkornprodukte. Gut sortierte herkömmliche Supermärkte sowie Öko-Supermärkte bieten eine riesige Auswahl.

Gerade Knäckebrot landet beispielsweise heutzutage viel zu selten auf dem Tisch oder ist nur als Diätlebensmittel bekannt. Dabei gibt es kaum eine Brotsorte, die mehr Ballaststoffe und wertvolle Mineralien enthält. Es gibt davon unzählige Varianten, man kann es wunderbar belegen und in kleine Snacks teilen. Die unverdaulichen Fasern sättigen nachhaltig, da sie länger gekaut werden müssen und den Magen eine Weile beschäftigen.

Auch Reiscracker oder Reiswaffeln sind eine vollwertige Alternative für den kleinen Hunger zwischendurch: Sie sind schmackhaft, und es gibt sie in verschiedenen Sorten von süß über pikant bis scharf.

Nicht vergessen

Haferflocken enthalten ebenfalls komplexe Kohlenhydrate, die lange sättigen. Sie sind ideal für den Heißhunger am Nachmittag im Büro – mischen Sie sie einfach mit etwas Joghurt oder Milch, und schneiden Sie einen Apfel oder eine Banane hinein.

7 Brot kauen – je länger, desto süßer

Vielleicht kennen auch Sie aus Ihrer Schulzeit den Versuch, mit dem Ihre Lehrerin oder Ihr Lehrer im Biologieunterricht die Verdauung im Körper erklärt hat. Dabei beginnt die Verdauung von Kohlenhydraten bereits im Mund. Die Nahrung wird durch das Zerkauen mechanisch zerkleinert, wodurch die Oberfläche des Essens vergrößert wird. Beim Kauen kommt es nun zu einer vermehrten Speichelbildung. Die im Speichel enthaltenen Verdauungssäfte (Enzyme) spalten die komplexen Kohlenhydrate in ihre einzelnen Bestandteile, in Glukosemoleküle. Je länger man also beispielsweise ein Stück Brot kaut, desto größer wird die Oberfläche, auf der die Enzyme die Kohlenhydrate in Glukose spalten können, und desto süßer schmeckt das Brot.
Dieses natürliche Phänomen können Sie sich bei einer Heißhungerattacke zunutze machen, indem Sie einfach ein Stück Brot kauen. Kauen Sie es möglichst so lange, bis Sie diese feine Süße herausschmecken. Auf diese Art und Weise können Sie Ihre Lust auf Süßes befriedigen und überbrücken die Minuten, bis die Esslust wieder

vergangen ist. In diesem Fall spielt es keine Rolle, ob Sie Vollkornbrot oder ein Stück Baguette kauen. Es geht einfach um den süßen Geschmack.

Nicht vergessen

Ein altes Sprichwort sagt: »Gut gekaut ist halb verdaut.« Durch ausgiebiges Kauen können nicht nur Heißhungerattacken gedämpft werden, sondern Sie unterstützen damit auch Ihre Verdauung.

8 Augen auf beim Einkauf

Einkaufsvorbereitung ist alles! Dazu zählt vor allem, nicht mit leerem Magen einkaufen zu gehen. Denn wer in diesem »Zustand« zum Supermarkt spaziert, kauft automatisch viel mehr, als er eigentlich benötigt. Da man in dem Moment so großen Hunger verspürt, wird zusätzlich zu dem, was auf dem Einkaufszettel steht, auch noch alles »Gefährliche« eingepackt, was man gerade gerne essen würde. Zu Hause sind das genau die Lebensmittel, die einem bei einer Heißhungerattacke zum Verhängnis werden. Und seien Sie ganz ehrlich: In diesen Momenten, in denen Sie Süßes oder Fettiges in sich hineinfuttern, wissen Sie genau, dass Sie das nicht machen würden, wenn nichts davon verfügbar wäre. Schreiben Sie also zu Hause nicht nur einen kompletten Einkaufszettel, natürlich ohne die Produkte, die Sie bei Heißhunger am liebsten naschen, sondern sorgen Sie vor allem dafür, dass Sie satt sind, wenn Sie einkaufen gehen. Ein Apfel, eine Banane oder auch ein Stück Brot genügt, um ein aktuelles Hungergefühl, schnell zu beseitigen. So haben Sie alle möglichen Verführungen ausgeschaltet, fühlen sich stark und stolz, und Heißhungerattacken haben keine Chance mehr.

Nicht vergessen

Sie stehen vor Ihren Lieblingskeksen und sind kurz davor, sie doch zu kaufen? Denken Sie an das Geld, das Sie jetzt sparen könnten, und legen Sie es in eine separate »Heißhunger-Spardose«.

9 Mit der richtigen Einstellung klappt's

Gehören auch Sie zu den Kandidaten, die besonders oft von Heißhungerattacken heimgesucht werden, dann sollten Sie einmal grundsätzlich Ihre Einstellung zum Thema Essen überdenken und ändern. Erst wenn es im Kopf nicht mehr so viel Raum einnimmt, ist man in der Lage, sich vernünftiger zu ernähren. Schließlich gibt es wichtigere Themen als die Unterscheidung in gesunde und ungesunde Lebensmittel. Es ist nun einmal Tatsache, dass wir Menschen regelmäßig essen müssen – versöhnen Sie sich damit!

Insbesondere die Lust auf »ungesunde« Nahrungsmittel ist ein altes Programm, das wir nicht ablegen können. Als die Frühmenschen nach Eurasien auswanderten, wurden sie extremen klimatischen Bedingungen ausgesetzt. Es gab kalte Winter und damit ein verknapptes Nahrungsangebot. Die Menschen aßen vermehrt süße

Beeren, deren Zucker vom Körper in Fett umgewandelt werden konnte. Die Gier nach Süßem war damals lebensnotwendig, da der Aufbau von Fettreserven während der Eiszeit das Überleben sicherte. Außerdem waren die Nascher ausreichend mit Vitaminen versorgt. Als der Mensch zu jagen begann, nutzte er Fleisch als Energielieferanten und zum Aufbau von Fettpolstern für den Winter. Aber auch das Salz hatte einen entscheidenden Vorteil: Durch Schwitzen kann der Mensch auch heute noch seinen Körper vor Überhitzung schützen. In der Frühzeit machte ihn diese Fähigkeit zu einem ausdauernden Langstreckenläufer, der seine Beute verfolgen und Feinden entwischen konnte. Das Schwitzen bedeutet aber auch Salzverlust, und der Appetit auf salzige Nahrung sorgte für eine ausreichende Versorgung mit dem kostbaren Gewürz.

Die Gier nach Süßem, Fettem und Salzigem basiert also auf einem urzeitlichen Überlebensprogramm, das sich die Menschen einst aneigneten. Für den modernen Menschen ist dieses Programm aber nicht mehr sinnvoll, sondern hat eher unangenehme Auswirkungen – wie Heißhungerattacken und in der Folge Übergewicht. Unsere Aufgabe ist es, das Vorhandensein dieser Lust zu akzeptieren und zu lernen, damit umzugehen.

Nicht vergessen

Dem Bedürfnis nach Salz sollte übrigens vorzugsweise mit natürlichen Mineralgemischen, wie z. B. Meersalz, Genüge getan werden. Reines Salz stillt den Salz-Heißhunger nicht besonders gut.

10 Ändern Sie Ihr Essverhalten

Essen Sie immer im Sitzen! Snacks, die wir im Stehen einnehmen, haben wir bis zur nächsten »richtigen« Mahlzeit schnell vergessen, und das schlechte Gewissen plagt uns nicht. Sobald wir Currywurst oder Burger jedoch sitzend essen, wird uns bewusst, was wir tun, und wir können uns besser beherrschen.

Ebenso hilft es, bei klassischer Musik zu essen. Man isst dann nämlich viel langsamer und kaut länger, als wenn schnelle Rhythmen die Mahlzeit begleiten.

Auch schummriges Licht trägt dazu bei, dass wir viel schneller satt sind, weil wir uns durch die »einschläfernde« Beleuchtung insgesamt träger fühlen.

Beobachten Sie außerdem, zu welcher Zeit Sie meistens von Heißhungerattacken heimgesucht werden. Unser Magen kann sich daran nämlich gewöhnen und meldet sich dann pünktlich wie ein Wecker. Versuchen Sie also, sich so zu organisieren, dass Sie z. B. kurz vor der üblichen Heißhungerzeit eine vollwertige, sättigende Mahlzeit essen. So tricksen Sie Ihr Hungergefühl aus!

Nicht vergessen

Wenn Sie sich beim Naschen tagsüber gut im Griff haben und dafür abends oft richtig zuschlagen, dann sollten Sie Ihren Konsum kontrollieren und begrenzen. Legen Sie eine Schachtel mit 15 Streichhölzern bereit, und verbrennen Sie bei jeder verzehrten Leckerei ein Streichholz. Mit einer Schachtel sollten Sie mindestens eine Woche auskommen!

11 Nein zu Fertigprodukten

Jedes Kind lernt es bereits im Kindergarten: Eine gesunde, frische Ernährung ist das A und O eines gesunden Geistes und eines leistungsstarken Körpers. Ernähren Sie sich am besten natürlich und mit vielen frischen Produkten, und verzichten Sie möglichst auf alles, was als Fertigprodukt das Kochen vereinfachen soll, ob Gewürzmischungen, Soßenpulver oder Instantgerichte. Denn diesen Produkten sind oft Geschmacksverstärker und Konservierungsstoffe zugesetzt, die mächtig Appetit auslösen können.

Das wohl berühmteste Kunstprodukt aus dieser Kategorie ist das Glutamat, das gern in Asia-Restaurants verwendet wird und auf der Zutatenliste vieler Fertigprodukte zu finden ist. Dieser Zusatzstoff verleiht Gerichten eine intensiv-würzige Note und verstärkt herzhafte Aromen, die uns Lust auf Essen machen. Zudem stört das Glutamat bei manchen Menschen Steuerungsprozesse im Gehirn, die für die Regulierung des Hungergefühls und die Nahrungsaufnahme zuständig sind. Heißhunger und sogar Kopfschmerzen können die Folge sein. Denken Sie deshalb bei Ihrer Bestellung im Restaurant daran, nachzufragen, ob Zusatzstoffe verwendet wurden, und prüfen Sie beim Einkaufen die Zutaten auf der Verpackung. So können Sie bewusst Heißhunger verhindern.

Ideal ist es natürlich, möglichst oft selbst und mit frischen Produkten zu kochen. Übrigens: Unser Sättigungsgefühl wird am schnellsten befriedigt, wenn eine Mahlzeit alle Geschmackskomponenten süß, sauer, salzig und bitter enthält. Denken Sie bei Ihrem nächsten Einsatz am Herd daran!

Nicht vergessen

Fertiggericht ist nicht gleich Fertiggericht. So kann auch, in Maßen verzehrt, manches Essen aus der Tiefkühltruhe gesund und lecker sein – und besser als komplette Fertigmenüs aus Schalen und Bechern. Doch wenn Sie selbst kochen, schonen Sie auch Ihren Geldbeutel, denn Fertigprodukte sind oft richtig teuer.

12 Nie ohne Frühstück

Sie haben gesündigt und wünschen sich nach einem ausgiebigen Chips-Abend, dass es bei dem vorerst letzten Ausrutscher bleibt? Dann sind Sie wahrscheinlich richtig stolz auf Ihren Vorsatz, »gleich morgen« damit anzufangen, sich gesund und bewusst zu ernähren und Nasch- und Knabberorgien keine Chance mehr zu geben.
Viele machen dabei den großen Fehler, die erste und wichtigste Mahlzeit des Tages, nämlich das Frühstück, ausfallen zu lassen. Aktuelle Studien bestätigen, dass »Frühstücken wie ein Kaiser« eine ganze Reihe von Vorteilen mit sich bringt. Wer morgens vollwertige Nahrungsmittel wie Brot, Müsli oder andere Cerealien, Obst oder Joghurt isst, lebt insgesamt gesünder als Frühstücksmuffel. Denn wenn man schon morgens seine Energievorräte auffüllt, ist man tagsüber leistungsfähiger.
Und das Wichtigste: Wer gut gefrühstückt hat, stürzt sich nicht mit Heißhunger auf das Mittagessen. Maßhalten fällt dann leichter, und man gerät auch nicht so

schnell in Versuchung, zwischendurch zu naschen. Denn oft ist es so, dass gerade diejenigen, die aufs Frühstück verzichten, um ihrer Figur etwas Gutes zu tun, spätestens am Nachmittag oder Abend von Gelüsten und Hungergefühlen eingeholt werden. Der Körper funktionierte tagsüber im Energiesparmodus und will abends möglichst üppig und schnell alle verfügbaren Reserven auffüllen. Eine Heißhungerattacke ist vorprogrammiert!

Doch nicht jedes Frühstück kann Heißhunger verhindern. Auf Weißbrot oder Cornflakes sollten Sie verzichten, denn sie enthalten viele einfache Kohlenhydrate. Diese lassen den Blutzucker zwar schnell ansteigen, doch dadurch wird auch der Gegenspieler Insulin so rasch ausgeschüttet, dass sofort neue Hungergefühle hervorgerufen werden. Besser sind komplexe Kohlenhydrate, die langsamer ins Blut gelangen und deshalb länger sättigen, wie z. B. Vollkornprodukte oder Haferflocken. Schnippeln Sie außerdem Bananen, Orangen, Äpfel oder Birnen in Ihr Müsli, das bringt Abwechslung und befriedigt die Lust auf Süßes.

Nicht vergessen

Falls Ihnen das Frühstücken morgens schwerfällt, versuchen Sie es mal mit einem vollwertigen Drink – der kann sehr gut die erste Mahlzeit des Tages ersetzen. Verrühren Sie dazu folgende Zutaten in einem Mixer: 250 Gramm Naturjoghurt, 2 Pfirsiche, 1 Banane, 1 Esslöffel Weizenkleie, 1 Esslöffel Instant-Haferflocken, 200 Milliliter Orangensaft, etwas Zimt.

13 Fünf am Tag – keine Chance für Heißhunger

Werfen wir einen Blick auf das typische Essverhalten von Menschen, die abnehmen wollen, die sich in ihrer Haut unwohl fühlen und deren Gedanken ständig ums Essen kreisen. Das sind nämlich genau die Menschen, die am häufigsten vom Phänomen Heißhunger heimgesucht werden!

Morgens wird oft – wie bereits geschildert – auf das Frühstück verzichtet, weil es entweder hektisch ist oder weil man schon früh die guten Vorsätze zum Abnehmen verwirklichen möchte. Mittags, wenn man Hunger bekommt und der Magen zu knurren anfängt, beschränkt man sich auf einen gesunden, kalorienarmen Salat. Spätestens am Abend jedoch sind Hunger und Appetit so groß, dass der Kühlschrank geplündert wird. Man isst viel zu viel und fühlt sich hinterher unwohl. Am nächsten Morgen verzichtet man vor lauter schlechtem Gewissen (wieder) aufs Frühstück, um die Kalorien vom Vorabend zu kompensieren – und befindet sich im schönsten Teufelskreis, aus dem es scheinbar kein Entrinnen gibt.

Doch es ist ganz einfach: Sie müssen nur die wohlbekannte Empfehlung »Fünf am Tag« beherzigen. Essen Sie pro Tag fünf Portionen Obst und Gemüse, was in der Praxis bedeutet: Nehmen Sie über den Tag verteilt fünf kleinere, ausgewogene Mahlzeiten anstelle von drei großen zu sich. Dabei sollte das Frühstück besonders großzügig und sättigend ausfallen, ein Müsli mit Früchten beispielsweise ist ideal. Es sorgt dafür, dass die Blutzuckerkonzentration konstant bleibt, und so vermeiden Sie Leistungstiefs und Erschöpfungszustände.

Bei der Zusammensetzung der Mahlzeiten sollten Sie die Lebensmittelpyramide vor Augen haben: Den größten Anteil haben Obst und Gemüse, es folgen Kohlenhydrate in Form von Brot, Getreide, Pasta oder Kartoffeln und danach Milch, Käse und andere Milchprodukte. In geringerem Maße sollten Fleisch, Fisch und Eier verzehrt werden, und Vorsicht vor allem bei Butter, Öl & Co. Wenn Sie über den Tag verteilt regelmäßig etwas essen, ist der Körper nie unterversorgt, und es entsteht kein Heißhunger, der bei der abendlichen Plünderung des Kühlschranks gestillt wird.

Nicht vergessen

Wenn dem Körper nicht gleichmäßig über den Tag verteilt Nahrung zugeführt wird, sinkt der Blutzuckerspiegel bis zum Abend hin sehr stark ab. Wenn man dann etwas isst, dauert es ein bis zwei Stunden, bis ein Sättigungssignal gesendet wird. Bis zu diesem Zeitpunkt kann man fatalerweise essen und essen, obwohl der Magen bereits übervoll ist.

14 Schärfen Sie Ihren Geschmackssinn

Auf leeren Magen schmecken süße und salzige Lebensmittel besonders intensiv. Nehmen Sie diese Erkenntnis zum Anlass, und hören Sie in sich hinein, wenn Sie Ihren Heißhunger stillen: Genießen Sie jeden einzelnen Bissen, und nehmen Sie bewusst den dominierenden Geschmack wahr. Laut einer wissenschaftlichen Studie der Universität Malawi erhöht Hunger nämlich die Empfindlichkeit der Geschmacksnerven auf der Zunge. So sollten die Probanden dieser Studie hungrig auf nüchternen Magen verschiedene Lösungen in »süß«, »salzig« oder »bitter« einordnen. Eine Stunde nach dem Mittagessen wurde der Test wiederholt. Die Empfindlichkeit für Süßes und Salziges war im Hungerzustand deutlich höher als nach dem Essen. Bittere Speisen hingegen wurden auch nach der Mahlzeit unverändert stark bereits in sehr niedrigen Konzentrationen wahrgenommen. Grund hierfür sei, dass der bittere Geschmack eine Art Schutzfunktion für den Körper übernimmt, meinen die Forscher. »Bitter« signalisiere dem Körper, dass diese Substanz vermutlich giftig und somit nicht genießbar sei.

Essen Sie also bei einer Heißhungerattacke langsam und bewusst. Dadurch werden Sie viel weniger zu sich nehmen und wahrscheinlich bemerken, dass die eine oder andere vermeintliche Köstlichkeit gar keine ist – und beim nächsten Mal gleich darauf verzichten.

Nicht vergessen

Kennen Sie »umami«? Der japanische Geschmacksforscher Kikunae Ikeda untersuchte eine Geschmacksqualität, die Spargel, Tomaten, Fleisch und reifem Käse gemein ist, die aber weder als salzig noch als süß, bitter oder sauer beschrieben werden kann. Diese Geschmackskomponente wird durch Glutamat beigesteuert, das Bestandteil vieler Nahrungsmittel, Extrakte und Würzmischungen ist.

15 Ein heißes Bad wirkt Wunder

Heißhunger im Anmarsch? Hören Sie in sich hinein: Was ist gerade in Ihrem Körper los? Was will er? Sind Sie wirklich hungrig, oder sind Sie vielmehr gestresst und angespannt?

Dann belohnen Sie sich genau jetzt mit einem duftenden Bad. Es entspannt, pflegt die Haut, und Sie fühlen sich hinterher zufrieden und innerlich ruhig. Gerade nach einem stressigen Tag, wenn man am liebsten eine Tafel Schokolade einfach verputzen oder sich über eine Tüte Chips hermachen möchte, ist ein Bad ideal zum Abschalten. Geben Sie Ihrem Körper die Schokolade einfach auf anderem Wege – nämlich als herrlich duftenden Badezusatz!

Es gibt inzwischen eine große Auswahl an Produkten, die Nase, Haut und Seele streicheln, vom Badezusatz mit Nougatduft bis hin zum Meersalz für ein erfrischendes Badeerlebnis.

Ihr Körper wird es Ihnen danken und die wohltuenden Düfte genießen. Tricksen Sie ihn aus und geben ihm das, was er will – allerdings nicht über den Mund, sondern über die Nase! So befriedigen Sie ohne schlechtes Gewissen Ihre Gelüste.

Sie haben keine Badewanne? Kein Problem. Auch eine ausgiebige Kopfmassage mit einem leckeren Vanille-Honig-Shampoo unter der Dusche ist entspannend und wohltuend. Und danach verwöhnen Sie Ihre Haut mit einem fruchtigen Zitronenmassageöl.

Ob Bad oder Dusche: Sie werden sich wie neugeboren fühlen und keinerlei Heißhunger mehr empfinden, da Ihr Gehirn völlig zufriedengestellt ist.

Nicht vergessen

Es ist Wochenende, ein langer Sonntagnachmittag liegt vor Ihnen, und draußen regnet es. Sie haben große Lust, es sich auf der Couch bequem zu machen und genüsslich ein Stück köstliche, cremige Sahnetorte zu verspeisen. Jetzt ist Handeln angesagt! Lassen Sie ein heißes Bad einlaufen, geben Sie einen Becher Sahne, zwei Esslöffel Honig und fünf Tropfen Ihres Lieblingsduftöls dazu, und ab in die Wanne!

16 Heißes Wasser – Ayurveda im Alltag

Wenn Sie spüren, dass eine Heißhungerattacke naht, dann trinken Sie langsam und in kleinen Schlucken eine Tasse heißes Wasser. Das schickt an das Gehirn die Information, der Heißhungerattacke nicht nachzugeben. Dieser Trick stammt aus der Ayurveda-Heilkunde, die für ein Leben im Einklang mit der Natur steht, inklusive einer individuell abgestimmten Ernährung. Dabei spielt heißes Wasser eine zentrale Rolle. Alle anderen Getränke müssen verstoffwechselt werden, nur reines Wasser dient dem Körper als Lösungs- und Transportmittel. Das heiße Wasser reinigt den Körper, denn es fördert das Schwitzen und befreit so von Krankheitserregern und Giftstoffen. Das Wasser sollte heiß oder zumindest warm sein, um dem Körper nicht unnötig Energie zu entziehen.

Und es hilft nicht nur akut bei Heißhungerattacken: Wenn Sie regelmäßig heißes Wasser trinken, werden

Sie sich bereits nach wenigen Tagen leichter und frischer fühlen. Kochen Sie morgens zehn bis fünfzehn Minuten lang kohlensäurefreies und mineralstoffarmes Wasser und füllen es in eine Thermoskanne. Daraus trinken Sie alle halbe Stunde oder Stunde ein paar Schlucke so heiß und angenehm wie möglich. Wichtig ist dabei weniger die Menge des getrunkenen Wassers, sondern die Häufigkeit.

Nicht vergessen

Legen Sie ab und zu einen Trinktag ein, um Ihr Hunger- und Sättigungsempfinden wieder zu sensibilisieren und Heißhunger vorzubeugen. An diesem Tag nehmen Sie einfach alles in flüssiger Form zu sich: frisch gepresste Vitamindrinks aus Obst oder Gemüse, Gemüsesuppen und zwischendurch immer wieder heißes Wasser oder Kräutertees.

17 Knabbern Sie Herzhaftes

Warum nicht einmal zur Abwechslung »exotisch« knabbern? Für alle, die es salzig mögen, sind geröstete Sojabohnen (aus dem Reformhaus) eine wunderbare Knabberei, wenn eine Heißhungerattacke naht. Im Gegensatz zu Chips enthalten sie viel hochwertiges Eiweiß, das wichtig für unseren Gemütszustand ist. So gibt es Eiweiße, die ein Bestandteil von Hormonen sind. Die Aminosäure Tryptophan ist beispielsweise die Vorstufe von Serotonin, das auch als Glückshormon bezeichnet wird. Viel Tryptophan enthalten auch Nüsse, der klassische Snack für zwischendurch. Zu dieser Gattung zählen auch Maronen, die Sie insbesondere in der kalten Jahreszeit beim Einkaufsbummel durch die Stadt jederzeit genießen dürfen. Gerade in belebten Stadtzentren locken um die Weihnachtszeit all die verschiedenen Fressbuden, Bäckereien und Fastfood-Ketten mit ihren appetitlichen Angeboten. Wenn man von den Weihnachtseinkäufen sowieso schon ganz müde und hungrig ist, fällt es oft schwer zu widerstehen. Maronen sind jetzt ideal – sie stärken unsere Nerven, machen uns vital und sind im »Notfall« die richtige Wahl!

Nicht vergessen

Nüsse enthalten viel hochwertiges Eiweiß, Magnesium, Kalium, Kalzium, Eisen und die Vitamine B, C und E. Allerdings sind sie auch deshalb so lecker, weil einer ihrer Hauptinhaltsstoffe Fett ist. Achten Sie daher darauf, dass Sie nicht Ihren »echten« Hunger mit diesen Knabbereien stillen, denn sonst nehmen Sie zu viele überflüssige Kalorien zu sich. Nüsse eignen sich optimal als Snack, ersetzen aber keine Hauptmahlzeit!

18 Johanniskraut vertreibt trübe Stimmung

Kürzere Tage, regnerisch-kaltes Wetter, wenig Farbe und wenig Sonne – in der kalten und dunklen Jahreszeit leiden viele unter dem Winterblues. Die Dunkelheit begleitet uns vom Herbst bis zum Frühjahr, wir gehen morgens im Dunkeln zur Arbeit und kommen am späten Nachmittag im Laternenlicht nach Hause. Zu wenig Licht schlägt direkt aufs Gemüt, der Feierabend ist uns dann natürlich erst recht »heilig«.

Unser Körper sehnt sich nach Stimmungsaufhellern – und zwar am liebsten in Form von Süßem und Fettem. Denn Zucker lässt den Serotoninspiegel, Fett den Endorphinspiegel in die Höhe schnellen. Diese Glückshormone brauchen wir dringend, und wir holen sie uns dann das eine oder andere Mal über einen Heißhungeranfall. Doch dagegen ist im wahrsten Sinne des Wortes ein Kraut gewachsen.

Viele wissenschaftliche Studien belegen, dass Johanniskraut unter anderem hilft, Lebensqualität und Lebensfähigkeit während einer mehr oder weniger starken »Winterdepression« zu steigern. Die Heilpflanze ist ein sogenanntes Phyto-Antidepressivum, das die Sensibilität gegenüber Licht erhöht, was stimmungsaufhellend wirkt. Es kann nicht abhängig machen und ist sehr gut verträglich. Außerdem macht es ruhiger, gelassener und widerstandsfähiger gegenüber dem Alltagsstress.

Johanniskrautpräparate gibt es viele, lassen Sie sich in der Apotheke beraten, welches für Sie das passende ist. Von Beginn der Einnahme an dauert es allerdings etwa zwei Wochen, bis die volle Wirkung eintritt. Doch die Zeit abzuwarten lohnt sich, denn die Stimmungslage bessert sich spürbar, und die Gedanken kreisen nicht mehr nur ums Essen. Wenn Sie aus Erfahrung wissen, dass Sie in der dunklen Jahreszeit zu depressiven Verstimmungen und vermehrt zu Heißhungerattacken neigen, dann beginnen Sie mit der Einnahme am besten schon frühzeitig.

Nicht vergessen

Gehen Sie gerade in der kalten Jahreszeit so oft wie möglich um die Mittagszeit wenigstens eine halbe Stunde an die frische Luft. Die Kombination von Bewegung und natürlichem Licht vertreibt trübe Gedanken und lenkt vom vermeintlichen Hunger ab. Und auch wenn die Sonne sich hinter den Wolken versteckt, ist natürliches Tageslicht immer noch viel intensiver als Kunstlicht.

19 Kaltes gegen Heißhunger

Je kälter Sie essen, desto kleiner wird Ihr Heißhunger. Betäuben Sie im wahrsten Sinne die Geschmacksknospen im Mund durch kalte Speisen – Sie werden sehen, wie schnell Ihnen der Appetit vergeht! Probieren Sie zum Beispiel einmal ein eisgekühltes Stück Schokolade oder Gummibärchen aus dem Gefrierschrank – sie werden überrascht sein, wie langweilig die Süßigkeiten plötzlich schmecken, und der Heißhunger auf mehr ist somit schnell gebändigt.

Ein weiterer Ersthelfer ist selbstgemachtes Fruchteis. Einfach eine Packung tiefgekühlte Früchte wie Erdbeeren, Heidelbeeren oder Himbeeren mit etwas Vanillezucker und fettarmem Joghurt pürieren und direkt verzehren. Das ist süß, lecker und tut dem Körper gut. Eiscreme ist eines der häufigsten Lebensmittel, auf das gerade Frauen gerne Heißhunger entwickeln. Eis enthält zwar viel gesundes Kalzium, doch meist ist man hinter seinem Zuckergehalt her. Das macht sich vor allem bei Diabetikern oder Menschen mit niedrigem Blutzuckerspiegel bemerkbar. Aber auch Sehnsüchte, zum Beispiel nach der Geborgenheit der Kindheit, werden damit gestillt. Geben Sie Ihrem Verlangen nach, und gönnen Sie sich hin und wieder diese leckere, sanft schmelzende Creme. Bei Milch- bzw. Sahneeis sollten Sie sich zurückhalten. Doch auf Wasserbasis hergestelltes Sorbet oder das oben beschriebene selbstgemachte Fruchteis ist weniger süß und fettarm. Davon können Sie so viel essen, wie Sie wollen!

Nicht vergessen

Ein weiterer Vorteil von eisigen Genüssen: Die Verdauung wird deutlich verlangsamt. Die Nahrung verbleibt so länger im Magen, und man fühlt sich länger satt. Greifen Sie auf diesen Tipp aber bitte nur bei einer Heißhungerattacke zurück. Grundsätzlich ist es auf jeden Fall gesünder, nicht zu kalte Speisen zu essen und die Verdauung in Schwung zu halten.

20 Kaugummi nimmt die Naschlust

Kaugummi steht für Naschen ohne Reue, es gibt ihn in jeder erdenklichen Geschmacksrichtung und ohne Zucker sowieso. Studien an der Universität Liverpool haben ergeben, dass das Kauen eines Kaugummis vor dem Essen die Kalorienaufnahme beeinflusst: Die Teilnehmer nahmen nach dem Kauen weniger Kalorien zu sich, das Hungerempfinden war deutlich niedriger. Ideal ist

es also, bei einer nahenden Heißhungerattacke zunächst einmal ein paar Minuten Kaugummi zu kauen und erst danach etwas zu essen. Das hilft übrigens auch, wenn Sie dazu neigen, beim Kochen zu naschen. Der frische Geschmack – vor allem von Minze – hilft außerdem, dass sich der Mund rein und gepflegt anfühlt und sich die Lust auf etwas Klebrig-Süßes in Luft auflöst.
Wer viel Stress hat und oft angespannt ist, kann mit dem Kaugummikauen nicht nur stressbedingten Heißhungerattacken begegnen, sondern auch etwas für seine Nerven tun: Laut Forschungsarbeiten an der TU Braunschweig wird durch das Kauen die Stressbelastung als deutlich geringer empfunden, was die Leistungsfähigkeit steigert und die Angst vor dem Versagen nimmt.

Nicht vergessen

In Messverfahren an einer US-Klinik wurde festgestellt, dass durch das Kauen von Kaugummi die Stoffwechselrate um rund 20 Prozent erhöht wird – was Ihrem Gewicht zugutekommt!

21 Hören Sie auf Ihre Körpersignale

Wenn Sie dieses Buch lesen, gehören Sie vermutlich zu den Menschen, die wissen, wie sich eine Heißhungerattacke anfühlt, weil Sie es selbst schon oft genug erlebt haben. Und die meisten von Ihnen können an diesen »unkontrollierten Essanfällen« wahrscheinlich nichts Gutes finden. Im Gegenteil, sie mögen sie nicht, sie hassen sie sogar. Sie schämen sich vielleicht sogar für das zügellose Essen, das Nicht-aufhören-Können, das Versagen, die Unbeherrschtheit. All diese negativen Gedanken sind überaus verständlich, doch auch lebensfeindlich! Heißhungerattacken sind nichts, wofür man sich verurteilen müsste – sie sind lediglich ein Symptom! Vielleicht haben Sie Ihre Ernährung vernachlässigt, vielleicht fehlen Ihrem Körper wichtige Stoffe, vielleicht ist Ihnen alles zu viel, und Sie müssen Ihre Lebensgewohnheiten ändern, vielleicht ist Ihr Selbstwertgefühl etwas angekratzt. Akzeptieren Sie Ihre Heißhungerattacken, und betrachten Sie sie als Aufforderung, die wahren Gründe dafür herauszufinden.

Nicht vergessen

Seien Sie Ihrem Körper dankbar für die Heißhungerattacken! Er »spricht« dadurch mit Ihnen und bietet Ihnen somit eine Möglichkeit für eine Veränderung. Hören Sie in sich hinein, was wirklich los ist. Vielleicht gefällt es Ihnen nicht, was Sie entdecken – aber etwas Unangenehmes herauszufinden ist besser, als sich schlecht zu fühlen, ohne zu wissen, warum.

22 Mit Kreativität den Hunger überlisten

Sie spüren, wie Sie der gefürchtete Heißhunger langsam überfällt? Ihr Magen fängt zu knurren an, obwohl Sie gerade lecker zu Abend gegessen haben? Sie sind gestresst, und das Einzige was Sie jetzt beruhigen kann, ist ein zuckersüßer, cremiger Schokoriegel? Der Griff zu Malstiften und Papier rettet Sie vor der Versuchung! Malen Sie, und das am besten mit blauen und grünen Malstiften. Der Blick auf diese Farben beruhigt und wirkt ausgleichend, denn hinter dem Appetit auf Süßes steht ein innerer Erregungszustand. Die Farbe Blau ist geradezu ideal, weil es kaum blaue Lebensmittel gibt und wir mit dieser Farbe daher nichts Schmackhaftes verbinden – im Gegenteil: Blau im Zusammenhang mit Essen ruft eher ein Gefühl der Abneigung hervor. Hingegen wirken Farben wie Rot, Orange oder Gelb appetitanregend.

Farben haben einen großen Einfluss auf unser Wohlbefinden und unser Lebensgefühl, dafür gibt es wissenschaftliche Beweise. Farben sind Schwingungen, die von unserem Organismus aufgenommen werden und sowohl auf den Körper als auch auf die Psyche wirken. Sie können Heilungsprozesse fördern und die Harmonie der Seele wiederherstellen, denn sie setzen biochemische Reaktionen im Nervensystem in Gang. Und sie können eben Heißhunger besänftigen.

Nicht vergessen

Sie haben Ihre Heißhungerattacke in den Griff bekommen und konnten noch rechtzeitig zum blauen Malstift greifen? Wunderbar! Und wenn Sie jetzt auch noch Kreise oder andere runde Formen wie beispielsweise Mandalas malen, hat die Naschlust keine Chance mehr, denn diese weichen Formen lösen am besten die Anspannung.

23 Lachen Sie den Heißhunger weg

Beobachten Sie sich selbst: In den Phasen, in denen wir schwach werden und den Kühlschrank überfallen, haben wir oft schlechte Laune. Deshalb ist es wichtig, dass wir dann – sozusagen als Notfallmittel – direkt oder bereits vorbeugend versuchen, die Stimmung zu wechseln. Wenn wir zufrieden und glücklich sind, befindet sich viel Serotonin im Körper, das Heißhungerattacken erst gar nicht entstehen lässt. Am einfachsten können Sie die Ausschüttung dieses Glückshormons steigern, indem Sie lächeln oder lachen! Lachen vertreibt Stress, gleichzeitig massiert es die inneren Organe und fördert damit sogar die Verdauung.

Intensives Lachen kann man üben, es gibt sogar Lachseminare. Oder probieren Sie einfach mal folgende Übung aus: Klemmen Sie einen Stift zwischen die Lippen, dabei gehen die Mundwinkel nach oben. Nach etwa fünf Minuten schaltet das Gehirn um auf gute Laune. Und nach dieser Zeit sind Sie garantiert so abgelenkt, dass Sie ganz vergessen haben, die Vorratsschränke zu plündern. Noch einfacher und wirksamer geht es natürlich, wenn Sie grundsätzlich mit Humor durchs Leben gehen.

Nicht vergessen

Ihnen ist gerade aber absolut nicht zum Lachen zumute? Schließen Sie die Augen, und stellen Sie sich vor, Sie lächeln hinter den Augäpfeln. Dadurch entspannen sich Augen und Stirn. Dieses innere Lächeln stammt aus dem Tao-Yoga.

24 Entdecken Sie die Langsamkeit

Essen Sie bewusst langsam! Versuchen Sie, eine Hauptmahlzeit mindestens auf 15 bis 20 Minuten auszudehnen. Erst dann nämlich kann sich ein Sättigungsgefühl einstellen. Legen Sie beim Essen immer wieder das Besteck zur Seite, unterhalten Sie sich mit Ihrem Gegenüber, und lesen oder fernsehen Sie nicht nebenbei. Sie haben hinterher das Gefühl, gut gegessen zu haben, und sind nachhaltig satt.

Sie können Ihren Magen auch überlisten, indem Sie zu Beginn einer Mahlzeit ein Glas Wasser trinken, eine leichte Suppe oder einen kleinen Salat essen. Gerade Rohkost ist sehr wirkungsvoll, da man lange zu kauen hat. Wissenschaftler haben nachgewiesen, dass die Konsistenz der Lebensmittel eine Rolle dabei spielt, wie gut sie im Körper ankommen. Ein Apfel wird nämlich langsamer gegessen und sättigt deshalb deutlich besser als Apfelmus. Beim langsamen Essen wird die Bauchspeicheldrüse nicht überanstrengt, da das blutzuckersenkende Insulin entsprechend dem Bedarf produziert wird. Und zu viel Insulin führt zu Heißhunger. Durch langsames Essen tun wir unserem Körper also Gutes!

Nicht vergessen

Auch langsames Trinken hilft. Wie wäre es zum Beispiel mit einem heißen Kakao? Dieses Getränk ist leicht süß, schmeckt nach Schokolade, und man genießt es am besten ganz langsam. Der Heißhunger verschwindet von alleine!

25 Light-Produkte ade

Light-Produkte sind so sehr ins Blickfeld des Verbrauchers gerückt, dass man glauben könnte, alles, was »light« ist, muss auch gut, gesund, fett- und kalorienarm sein. Man kann sich dieser Ansicht kaum entziehen – fast jedes Lebensmittel gibt es inzwischen als Light-Version: sei es Light-Käse, fettarme Wurst, kalorienreduzierte Chips oder sogar fettfreies Öl. Der Genuss bleibt dabei meist auf der Strecke. Fett ist nun mal Geschmacksträger und daher in Gebäck, Saucen oder Delikatesssalaten unentbehrlich.

Light-Produkte schmecken also nicht so gut wie Produkte mit »normalem« Fettgehalt. Doch noch ein weiterer Aspekt ist zu bedenken: Wenn Fett als Zutat weggelassen wird, muss dem Lebensmittel etwas zugesetzt werden, um die Geschmacksknospen einigermaßen zufriedenzustellen. Das ist in der Regel Zucker oder eines seiner Derivate wie Maltose, Saccharose oder Fruktose. Dieser Zucker fördert ein chemisches Ungleichgewicht im Körper, das Essgelüste erzeugt und einen immer weiter zu diesen Produkten greifen lässt. Man isst mehr davon, obwohl der Genuss sinkt. Gleichzeitig hat man das Gefühl, nie wirklich satt zu werden. Verzichten Sie daher auf Light-Produkte, und reduzieren Sie dafür lieber die Menge Fett insgesamt. Streichen Sie z. B. die Butter oder den Frischkäse nicht zu dick auf das Brot, verfeinern Sie Suppen mit einem Esslöffel Sahne statt mit einem halben Becher, braten Sie in beschichteten Pfannen mit wenig Fett. Wenn Sie vom Kopf her wissen, dass Sie alles essen dürfen, was Sie wollen, aber eben in Maßen, dann verschwinden auch die Heißhungerattacken.

Nicht vergessen

Achten Sie auf den Fettanteil in Ihrem Speiseplan, aber essen Sie möglichst selten Light-Produkte. Der Körper braucht eine bestimmte Menge Fett, denn er selbst kann nicht genügend essenzielle Fettsäuren herstellen. Diese sind aber notwendig für eine gesunde Verdauung, kräftige Nägel und eine reine, schöne Haut.

26 Der Lust nachgeben?

Ratschläge, wie man Heißhungerattacken begegnen oder ihnen vorbeugen kann, gibt es viele. In diesem Buch versuchen wir, alle wichtigen und vor allem wirkungsvollen Möglichkeiten gesammelt darzustellen, damit Sie möglichst selten vom Phänomen Heißhunger eingeholt werden. Gerade im Vorfeld kann man einiges tun, denn: Vorbeugung ist alles! Doch manchmal gibt es einfach Situationen, in denen man zu »schwach« ist und der üppigen Lieblingstorte oder der vor Käse triefenden Salamipizza einfach nicht widerstehen kann. Man hatte einen schlechten Tag, kommt abends gestresst vom Büro nach Hause oder hat einfach nichts Besonderes zu tun und langweilt sich. Unser Tipp dazu: Geben Sie Ihren Gelüsten hin und wieder nach, und genießen Sie es! Dann geht es Ihnen hinterher besser, als wenn Sie sich eisern zügeln und ständig daran denken müssen, was Sie gerne essen würden. Gönnen Sie sich hin und wieder eine Kleinigkeit, das ist effektiver, als sich ständig zu disziplinieren und dann später eine ganze Tafel Schokolade zu verdrücken. Einzige Einschränkung: Übertreiben Sie es nicht. Genießen Sie den Moment, und vergessen Sie nicht, dass Sie von einer Handvoll Chips oder einem Riegel Schokolade nicht zunehmen, von einer Tüte Chips und einer Tafel Schokolade jedoch schon!

Nicht vergessen

Wenn Ihre Lust übermächtig wird, dann geben Sie ihr nach. Gönnen Sie sich etwas Schokolade, ein paar Chips oder was immer Sie wollen. Essen Sie langsam, genießen Sie ganz bewusst jeden Bissen. Nach einer kleinen Menge wird Ihre Lust befriedigt sein. Denken Sie daran: Alles ist erlaubt – jedoch in Maßen!

27 Matetee als SOS-Hilfe

Dass verschiedene Tees nachhaltige Heilwirkung besitzen, ist wohl allgemein bekannt. Doch wussten Sie, dass Sie bei plötzlichem Heißhunger auf Süßes oder Fettiges mit einer Tasse Matetee den Hungergefühlen den Garaus machen können? Matetee ist das lateinamerikanische Nationalgetränk und wird aus den getrockneten Blättern der Stechpalme gewonnen. Er ist reich an Vitaminen, Mineralstoffen und Spurenelementen. Außerdem enthält er Gerbstoffe, Bitterstoffe, Aminosäuren sowie ätherische Öle. Diese Wirkstoffe dämpfen das Hungergefühl und helfen bei depressiven Verstimmungen – die uns besonders dazu verleiten, viel zu essen. Trinken Sie also eine Tasse Matetee, heiß und in kleinen

Schlucken, sobald Sie Hunger verspüren, er wirkt wie ein Appetitzügler gegen Heißhungerattacken. Beachten Sie jedoch, dass dieser Tee Koffein enthält und deshalb eventuell zu Schlaflosigkeit führen kann, falls Sie ihn abends trinken. Im Allgemeinen nimmt man pro Tasse einen Teelöffel Matetee, überbrüht ihn mit heißem Wasser und lässt den Tee fünf bis zehn Minuten ziehen. Wenn er nur kurz zieht, ist der Tee sanft im Geschmack, wirkt aber sehr stark anregend. Bei längerem Ziehen wirkt er weniger belebend, schmeckt aber dafür kräftiger. Etwas Milch verfeinert den Geschmack.

Nicht vergessen

Matetee ist nicht nur ein bewährter Heißhungerkiller. Dieser Tee aktiviert auch den Fett- und Kohlenhydratstoffwechsel, regt die Verdauung an und sorgt vor allem während einer Diät für eine schnellere Ausscheidung abgebauter Fette und Schlacken.

28 Melone – naschen mal anders

Kennen Sie das Gefühl, Heißhunger auf ein ganz bestimmtes Lebensmittel zu haben? In vielen Fällen will die Natur einen damit wissen lassen, dass man nicht genug von bestimmten Vitaminen oder Mineralstoffen bekommt. Oft entwickeln sich diese Gelüste, weil die Kost insgesamt unzureichend ist. Eine häufige Form von Heißhunger ist zum Beispiel das Verlangen nach Melone, egal welcher Art. Dabei ist es vor allem der

süße, frische Geschmack, nach dem uns gelüstet – aber Melonen haben auch einen hohen Anteil an Mineralstoffen wie Kalium, Kalzium, Magnesium und Phosphor sowie an den Vitaminen A und C. Die runden Früchte sind es somit auf jeden Fall wert, dem Heißhunger nachzugeben. Außerdem enthalten Melonen sehr wenige Kalorien, dafür aber extrem viel Wasser, das den Magen füllt.
Probieren Sie auch Rezepte aus, die Melone enthalten, wie z. B. diesen Kürbis-Melonen-Aufstrich: 150 Gramm Hokkaido-Kürbis grob raspeln, 150 Gramm Honigmelone in kleine Würfel schneiden. Ein zentimetergroßes Stück Ingwerwurzel sehr fein hacken und mit einem Esslöffel Honig kurz anbraten. Einen Schuss Apfelsaft, geraspelten Kürbis, Melonenwürfel und etwas Zimt dazugeben und alles einige Minuten köcheln lassen. Mit etwas in Wasser aufgelöster Speisestärke nach Belieben dickflüssiger machen. In einem gut verschlossenen Glas im Kühlschrank aufbewahrt, bleibt der Aufstrich einige Wochen lang frisch. So können Sie Ihre Lust auf Melone jederzeit schnell stillen.

Nicht vergessen

Melonen gehören zur gleichen Gattung wie Gurke und Kürbis. Sie sind perfekt bei Heißhungerattacken, da sie zu rund 90 Prozent aus Wasser bestehen, Wassermelonen sogar zu rund 95 Prozent. Neben der Wassermelone gehören Netzmelonen, Honigmelonen und Cantaloupe-Melonen hierzulande zu den bekanntesten Sorten.

29 Wundermittel Molke

Ein wahres Wundermittel gegen den gefürchteten Heißhunger ist Molke, die als Nebenprodukt bei der Käse- und Quarkherstellung entsteht. Sie bleibt als wässrige Flüssigkeit übrig und schmeckt erfrischend süß-säuerlich.

Nicht nur die pure Molke, sondern auch Mixgetränke mit Säften, püriertem Obst oder Gemüse können Heißhunger stoppen. Und das Schöne daran ist: Sie können so viel davon trinken, wie Sie wollen, denn Molke ist ein überaus fett- und kalorienarmes Lebensmittel, das neben hochwertigem Eiweiß auch einen hohen Gehalt an Vitaminen (B_1, B_2, B_6) und Mineralstoffen (Kalium, Kalzium) hat. All diese Nährstoffe sind unter anderem wichtig für gesunde Nervenfunktionen – und gesunde, starke Nerven brauchen wir im stressigen und hektischen Alltag.

Molke wird oft auch bei Fastenkuren angewendet, da sie den Hunger im Zaum hält, sehr bekömmlich ist, den Darm aktiv hält und gezielt den Abbau von Fett fördert. Molke füllt den Magen und sorgt für schnelle Sättigung – der Heißhunger ist somit rasch überwunden.

Nicht vergessen

Molke kann perfekt auf Ihre Essenslust abgestimmt werden: Quält Sie die Gier nach Süßem, so mixen Sie sich einfach einen leckeren Früchtedrink, sind Sie eher scharf auf Deftiges, dann ist ein herzhafter Gemüsemix ideal. Auf diese Weise ist für reichlich Abwechslung gesorgt.

30 Nie wieder naschen?

Je mehr man an Süßes denkt, umso deutlicher empfindet man Hungergelüste. In diesem Fall: Geben Sie nach, naschen Sie etwas, und versuchen Sie, anderen Dingen diesen wichtigen Platz in Ihrem Kopf zu geben. Wenn Sie dann noch zu den »richtigen« Sattmachern greifen, dann schaden Sie damit nicht einmal Ihrem Wohlfühlgewicht! Erlaubt sind zum Beispiel Weingummi, Gummibärchen oder Lakritze – sie alle schmecken süß und köstlich, haben aber kein Fett. Auch süße Leckereien wie Russischbrot enthalten so gut wie kein Fett, wirken aber aufgrund des Zuckergehalts bestens auf unser Sättigungszentrum. Zucker übernimmt außerdem eine wichtige Stoffwechselfunktion im Gehirn.

Je mehr Kohlenhydrate verzehrt werden, umso mehr Serotonin steht zur Verfügung, der Botenstoff, der für eine ausgeglichene, fröhliche Stimmung sorgt. Wird er knapper, meldet das Gehirn seinen Bedarf nach Kohlenhydraten unmissverständlich in Form von Lust auf Süßes. Zucker ist also Nervennahrung und ein unbedenkliches Lebensmittel – allerdings nur bei maßvollem Genuss und nicht, wenn sich der Heißhunger alle zwei Stunden meldet!

Nicht vergessen

Wussten Sie, dass Lakritze nicht nur Heißhunger vertreibt, sondern auch heilende Funktion hat? Der Süßholzzucker wirkt nach neuesten Erkenntnissen Viren und z. B. auch akuten Herpesinfektionen entgegen.

31 Zurück zur Natur

In allen Supermärkten finden Sie mittlerweile immer mehr Bioprodukte. Der Trend geht schon seit längerem hin zu natürlicher, ursprünglicher Ernährung, möglichst ohne Schadstoffe, ohne Zusatzstoffe oder Geschmacksverstärker. Wir haben Junkfood satt, wir wollen energiereiche, gesunde Kost, am liebsten aus dem eigenen Garten. Doch auch wenn sich unsere gärtnerischen Möglichkeiten auf die Kultur eines Basilikumtöpfchens auf der Küchenfensterbank beschränken, so ist nichts einfacher umzusetzen, als »natürlich« zu essen. Dabei ist der wichtigste Grundsatz, saisonal, das heißt gemäß den Jahreszeiten, zu kochen. Wir leben in dem Luxus, dass wir in jedem größeren, gut sortierten Supermarkt im Winter Erdbeeren und Spargel, im Sommer Pfifferlinge und Feldsalat kaufen können. Das Geschmackserlebnis lässt dabei leider meist zu wünschen übrig, und mal ganz ehrlich: Passen erfrischende, kühle Sommererdbeeren tatsächlich zu einem wärmenden, deftigen Weihnachtsmenü?

Kaufen Sie jeweils Obst und Gemüse der Saison! Erstens schmeckt es dann viel besser, und zweitens bekommt der Körper das, was er in der entsprechenden Jahreszeit erwartet und braucht. Wir bekommen ein besseres Gefühl für unseren Körper, und Heißhungerattacken bleiben aus. Fangen Sie noch heute an: Im Frühling, wenn die Natur erwacht und die ersten Sonnenstrahlen wärmen, hilft uns ein erhöhter Anteil an Getreide wie Weizen, Dinkel oder Grünkern zu entgiften. Im Sommer, wenn die Hitze zunimmt, sollten vor allem leichte Süppchen und knackige Salate der Saison den Flüssigkeitshaushalt im Körper regulieren. Anfang September, wenn die

Tage wieder kürzer werden, freuen wir uns auf reifes Obst und süßes, gelbes Gemüse, wie z.B. Kürbis, das Milz und Magen harmonisiert. Mit zunehmender Kälte im Winter haben wir wieder mehr Appetit auf ausgedehnte, deftige Mahlzeiten mit Wurzelgemüse, Bohnen, Kraut und wärmenden Gewürzen.

Nicht vergessen

Durch das Kochen nach den Jahreszeiten bekommen Sie wieder ein Gespür für das, was der Körper an Nährstoffen, Vitaminen und Mineralstoffen braucht. Mangelerscheinungen bleiben aus, wir fühlen uns körperlich und geistig gesättigt, und der Heißhunger hat keine Chance mehr.

32 Obst – immer und überall

Überlisten Sie Ihren Magen! Verzehren Sie frisches Obst so oft und so viel Sie wollen. So ist Ihr Magen nie leer, Sie vermeiden echte Hungergefühle und somit Heißhungerattacken. Der Grund dafür ist der hohe Anteil an Wasser und Ballaststoffen in Apfel, Orange & Co. Die Energiedichte von Lebensmitteln wird nämlich hauptsächlich durch den jeweiligen Anteil an Wasser und Fett bestimmt. Wasserhaltige und ballaststoffreiche Lebensmittel wie Obst sättigen besser als fettreiche, wasserarme Produkte. Wie wir bereits gehört haben, ist der Hypothalamus im Gehirn der zentrale Ort, wo Hunger und Sättigung erkannt und gesteuert werden. Jedoch gibt es noch kein System, das die aufgenommene Energiemenge exakt berechnet und auf dieser Grundlage den Appetit reguliert. Die Sättigung wird somit vor allem durch einen bestimmten Füllungsgrad des Magens ausgelöst. Dies führt dazu, dass man bei Lebensmitteln, die eine besonders hohe Energiedichte haben, leicht zu viel isst, ohne es zu bemerken. Denn der Magen braucht einfach länger, bis er gefüllt ist, und sendet das entsprechende Signal später an das Gehirn.

Nicht vergessen

Vorbereitung ist alles! Schneiden Sie zu Hause Orangen, Äpfel oder Kiwis in mundgerechte Stücke, und nehmen Sie diese in einer kleinen Box mit. Noch einfacher geht es mit »mundgerechtem« Obst: Kirschen, Erdbeeren, Weintrauben oder Aprikosen müssen Sie nur waschen und können sie dann direkt genießen.

33 Popcorn – warum nicht?

Lust auf einen richtig gemütlichen Fernseh- oder Filmabend? Am liebsten mit einer großen Schüssel voll knusprigem Popcorn? Kein Problem, denn Popcorn liefert unglaublich viel Vitamin B_1 für die Nerven, es baut schnell Energie auf, macht uns gelassen und stärkt durch große Mengen Zink unser Immunsystem. Außerdem bringt es gute Laune – wenn Sie den Mais in geselliger Runde zum Springen bringen. Popcorn selbst zuzubereiten hat gleich zwei Vorteile: Zum einen geht es schnell, denn Sie brauchen nur Maiskörner in einer heißen Pfanne – ohne Öl – zu erhitzen, und fertig ist ein

gesunder Snack! Der zweite Vorteil ist der, dass Sie die Kontrolle über die Inhaltsstoffe des Popcorns behalten, denn industriell hergestelltes Popcorn wird oft extrem stark gesüßt und in Fett gebacken. Selbstverständlich können Sie Ihr Popcorn ebenfalls mit etwas Puderzucker süßen oder auch einmal die salzige Variante probieren.
Und nicht zuletzt macht ein Popcorn-Abend mit Freunden riesigen Spaß. Das Glückshormon Serotonin wird ausgeschüttet, und Heißhungerattacken haben keine Chance mehr.

Nicht vergessen

Ohne Popcorn kein richtiger Kinoabend – doch bis nach der langen Werbung der Film anfängt, ist die Popcorn-Tüte fast leer gefuttert? Ärgern Sie sich nicht! Genießen Sie einfach die krachenden Maiskörnchen, wie Sie wollen, und wenn die Tüte leer ist, ist sie leer. Spätestens am Ende des Films ist der Popcorn-Hunger sowieso vergessen.

34 Essen ist Silber – Reden ist Gold

Essen ist ein Seelentröster, es beeinflusst unsere Gefühlswelt, da sind wir uns einig: Eiscreme ist gut bei Herzschmerz, Schokolade hilft bei Kummer, und Pizza entspannt bei Stress. Doch jeder von uns hat bereits die Erfahrung gemacht, dass durch das Essen nur ein flüchtiges Glücksgefühl ausgelöst wird, das nicht lange befriedigt.

Deshalb sollte man bei einer aufkommenden Heißhungerattacke erst einmal fünf Minuten in sich hineinhören und Tacheles mit sich reden: Bin ich wirklich hungrig? Brauche ich den Schokoriegel wirklich? Oder hatte ich heute einfach nur einen miesen Tag? Vielleicht muss auch ein nicht ausgesprochenes Problem gelöst werden?
Um den Hunger der Seele zu stillen, sollte man ehrlich zu sich sein und in einem Selbstgespräch herausfinden, woher der Hunger kommt. Dies erscheint im ersten Moment etwas aufwendig, ist aber sehr effektiv. Forschen Sie nach dem wahren Grund für Ihren Heißhunger in den Tiefen Ihrer Seele, statt den Kühlschrank zu plündern. Fressen Sie im wahrsten Sinne des Wortes nichts in sich hinein, schlucken Sie nicht alles hinunter, sondern sprechen Sie es aus. Werden Sie sich selbst klar, was los ist, und sprechen Sie danach bei Bedarf mit Ihrem Partner, einem Freund oder einem Familienmitglied darüber. Sprechen Sie über Ihre Ängste und Schwächen, holen Sie sich Ratschläge von lieben Menschen. Nehmen Sie Hilfe an, dann hat Essen als Ersatzbefriedigung schnell ausgedient.

Nicht vergessen

Hatten Sie in letzter Zeit öfter eine Heißhungerattacke? Dann ziehen Sie eine gute Freundin oder einen guten Freund zu Rate, dem Sie vertrauen und der das Leid vielleicht sogar teilt. Sobald die große Lust nach Süßem vor der Tür steht, greifen Sie zum Telefonhörer und lassen sich zur Disziplin ermahnen!

35 Raus aus der Routine

Heißhunger entsteht oft aus Langeweile heraus. Versuchen Sie daher, den Alltag, der oft eintönig und unspektakulär ist, auszutricksen: Erledigen Sie einen Tag lang alles mit links statt mit rechts, nehmen Sie einen anderen Weg zur Arbeit, oder gehen Sie die Hälfte der Wegstrecke zu Fuß, stellen Sie die Möbel in einem Zimmer um usw. Probieren Sie Neues aus! Neue Erlebnisse halten das Gehirn jung und bewahren uns vor dem langweiligen Alltagstrott. Dies funktioniert auch, wenn Sie eine akute Heißhungerattacke umschiffen möchten. Gehen Sie nach draußen, und laufen Sie durch den Park in Ihrer Nähe, oder besuchen Sie spontan die neue Kunstausstellung (was Sie sowieso schon lange vorhatten). Lenken Sie sich ab, beschäftigen Sie sich! Das funktioniert am besten, wenn Sie den Ort, an dem Sie sich gerade befinden, verlassen. Gehen Sie raus aus der Wohnung, wenn auch nur für einen kurzen Spaziergang, nehmen Sie sich im Büro fünf Minuten Zeit für einen spontanen Besuch bei der Kollegin im dritten Stock. Je weniger Sie darüber nachdenken, sondern einfach Ihre Situation ändern, umso leichter funktioniert es.

Nicht vergessen

Wegsehen statt Fernsehen! Bei den meisten von uns gehört der Fernseher zum Leben, zum Alltag. Ungern möchte man auf die tägliche Lieblingsserie verzichten. Doch auch das wird irgendwann zur Routine – und das macht den geliebten Flimmerkasten so gefährlich für Heißhungerattacken.

36 Tanken Sie Sauerstoff

Plötzlich ist sie da – die hektische Suche nach dem nächsten Zuckerkick! Jetzt ist ein Notfallprogramm angesagt, das Sie ohne irgendwelche komplizierten Hilfsmittel überall und jederzeit anwenden können: Atmen Sie ganz bewusst ein und aus! Dazu atmen Sie mehrere Sekunden lang tief in den Bauch ein, bis sich die Bauchdecke hebt, danach atmen Sie kräftig aus und ziehen den Bauch ein. Wiederholen Sie diese Übung so oft und so lange, bis Sie merken, dass Sie ruhiger werden und der Heißhungeranfall vorbei ist.
Mithilfe dieser Tiefenatmung wird sehr viel Sauerstoff in den Körper geschleust, der die Nerven beruhigt. Diesen Effekt können Sie verstärken, indem Sie rausgehen an die frische Luft. Laufen Sie ein paar Runden um den Block, gehen Sie eine halbe Stunde spazieren, und machen Sie dabei die beschriebene Übung. Sie werden sehen, dass Ihr Körper sich entspannt und der Heißhunger ganz schnell gedämpft wird. Die Atemübungen beim Yoga basieren übrigens auf demselben Prinzip. Vielleicht haben Sie ja Lust, diese Entspannungstechnik mal auszuprobieren?

Nicht vergessen

Beugen Sie vor! Gerade in unseren hektischen Zeiten, wo Stress zum Alltag gehört, ist es wichtig, innerlich Ruhe zu bewahren. Machen Sie die Atemübungen mindestens einmal täglich für 15 bis 20 Minuten. Keine Ausrede – dies geht sogar auf dem Heimweg von der Arbeit in der U-Bahn!

37 Scharfes Essen – ruhiger Magen

Heißhunger tritt oft auf, wenn wir schlechte Laune haben oder unter Druck stehen. Da greift man im Supermarkt schon fast blind zu Süßigkeiten und deftigen Kalorienbomben. Deshalb sollte man vor dem Einkauf dafür sorgen, dass man sich glücklich fühlt. Wenn Sie merken, dass gerade alles schiefläuft und Sie sich am liebsten einen Schokoriegel genehmigen würden, dann essen Sie etwas Scharfes, wie z. B. einen Wasabi-Snack. Dabei werden direkt körpereigene morphiumartige Stoffe ausgeschüttet, die glücklich machen. Schärfe produziert den »Pepper-High-Effekt«, und der Kick für den Gaumen sorgt dafür, dass wir uns in dieser guten Stimmung automatisch für gesünderes Gute-Laune-Essen entscheiden. Bei manchen lässt übrigens allein der Gedanke an beispielsweise scharfe Chilis den Hunger verschwinden! Wenn Sie diese dann auch noch essen, kann eigentlich nichts mehr schiefgehen, denn das in Chilis enthaltene Alkaloid Capsaicin aktiviert den Stoffwechsel, erhöht die Verbrennungsleistung im Organismus und beruhigt den Magen.

Nicht vergessen

Verwenden Sie viele scharfe Gewürze beim Kochen, so dass sich erst gar kein Heißhunger entwickeln kann. Neben Meerrettich und Chili lösen auch Pfeffer, Cayennepfeffer, Paprika, Ingwer, Kreuzkümmel, Zimt, Nelke und Safran auf ganz gesunde und natürliche Weise Glückshormone aus.

38 Warum auch Schlafen hilft

Die Nachtruhe ist heilig – und laut einer US-Studie fördert Schlafmangel die Ausschüttung von appetitanregenden Hormonen. Diese führen wiederum zu den gefürchteten Heißhungerattacken. Jeder Mensch hat selbstverständlich seinen eigenen Biorhythmus, seinen eigenen Schlafbedarf. Beim Erwachsenen liegt er im Durchschnitt bei acht Stunden pro Tag, kann aber individuell sehr stark schwanken.

Notieren Sie einfach einmal über einen längeren Zeitraum, mindestens zwei Wochen lang, wie viele Stunden Sie täglich schlafen und wie Ihre Laune jeweils beim Aufstehen ist. Sind Sie eher ein Morgenmuffel, der gerne morgens länger schläft, dafür aber abends später zu Bett geht? Oder sind Sie schon früh fit, nach dem Motto »Morgenstund hat Gold im Mund«, dafür aber abends viel eher müde? Finden Sie heraus, ob Sie eher ein Morgen- oder Abendmensch sind, und versuchen Sie, Ihren Alltag danach auszurichten. Wenn Sie dann auch noch genügend Schlaf bekommen, kann eigentlich nichts mehr schiefgehen. Sie sind ausgeglichener, und Naschattacken haben keine Chance mehr!

Nicht vergessen

Wir verbringen ein Drittel unseres Lebens im Schlaf – und das ist gut so! Der Körper braucht diese Erholungs- und Aufbauphasen. Wenn er über einen längeren Zeitraum zu wenig Schlaf bekommt, reagiert er mit mehr oder weniger starken Beeinträchtigungen – wie zum Beispiel Heißhungerattacken.

39 Schokolade genießen – aber richtig

Wer kennt nicht die tiefe Lust auf ein Stückchen cremige, zartschmelzende Schokolade? Bevor jedoch eine ganze Tafel daran glauben muss, halten Sie einen Augenblick inne. Nehmen Sie sich bewusst nur ein Stück, und genießen Sie dieses in aller Ruhe: Betrachten Sie die Schokolade, riechen Sie daran. Was passiert in Ihrem Mund? Befeuchten Sie Ihre Lippen, reiben Sie sie mit der Schokolade ein und legen das Stück wieder zurück aufs Papier. Jetzt lecken Sie mit der Zunge die Schokolade von Ihren Lippen ab. Wie schmeckt es? Wie riecht es? Anschließend beißen Sie ein Stückchen von der Schokolade ab. Bringen Sie es auf Ihre Zungenspitze. Lassen Sie sich Zeit. Danach befördern Sie es in die linke Seite der Backe, dann in die rechte Seite. Pressen Sie dann das Stückchen gegen den Gaumen, so dass es sich im ganzen Mund verteilt.

Fragen Sie sich nun ganz ehrlich, ob Sie das zweite Stück noch genauso genießen würden wie das erste. Wenn ja, dann essen Sie auch dieses langsam und genüsslich. Sie werden die Erfahrung machen, dass Sie oftmals nach dem ersten Stück auf ein weiteres verzichten können.

Nicht vergessen

Essen Sie vorwiegend hochwertige Schokolade mit einem Kakaoanteil von mindestens 65 Prozent (Bitterschokolade). Diese mag etwas teurer sein, jedoch empfindet man sie als sehr wertvoll, und der Genuss befriedigt mehr.

40 Mit Schwarz-Weiß-Denken gegen den Hunger

Überall im Alltag begegnen wir Bildern vom Essen. Zu Hause fällt der Blick auf den Kühlschrank oder die Obstschale auf dem Küchentisch, auf dem Weg zur Arbeit kommt man an unzähligen Bäckereien, Imbissbuden, Lebensmittelgeschäften, Restaurants und Cafés vorbei, im Fernsehen machen uns Kochshows Appetit auf kulinarische Köstlichkeiten.

Bringen Sie Ihrem Gehirn deshalb bei, Sinnesreize von Essen durch geeignete Wahrnehmungsfilter emotional unwichtig zu machen! Stellt man sich Essen beispielsweise bewusst in den Farben Schwarz und Weiß vor, verliert es seine Attraktivität, und sein Verführungssog lässt spürbar nach. Die ständige Reizkonfrontation im täglichen Leben können Sie mit diesem Mentaltraining sehr gut beeinflussen. Dabei wird die emotionale Reaktion umprogrammiert bzw. umgelernt. So wird die Einstellung zum Thema Essen verändert, und Heißhungerattacken können so verhindert werden. Diesen Schwarz-Weiß-Trick können Sie jederzeit beim Durchblättern von Kochbüchern oder beim Anblick eines Büfetts üben!

Nicht vergessen

Machen Sie ein Schwarz-Weiß-Foto Ihres Lieblingssnacks. Hängen Sie es an die Kühlschranktür, oder schauen Sie es bei einer Heißhungerattacke einfach an. So tricksen Sie Ihre Lust aus, denn Schwarz-Weiß-Bilder machen keinen Appetit.

41 Finger weg von Supersize

Möglichst groß und möglichst viel – Pizza im Kingsize-Format oder Fritten als Maxi-Portion sind inzwischen ganz normal! Die Maxime »Supersize« hat in den letzten Jahren die Portionen auf unserem Teller und die Lebensmittelpackungen in den Supermärkten um einiges wachsen lassen. Hersteller und Restaurants haben unseren Appetit nach und nach um rund 30 Prozent gesteigert. So hatte eine »normale« Portion Pommes vor 50 Jahren 200 Kalorien, während es heute über 600 sind! Vor allem typische Heißhungernahrung wie Fastfood, Süßigkeiten, Eiscreme oder Chips werden heute oft in großen Packungseinheiten angeboten – und meist zum Super-Sonderpreis.

Was beim Einkauf durchaus vorteilhaft erscheint, kann sich jedoch auf Dauer gesundheitlich nachteilig auswirken. Denn wenn die Packung größer ist, isst man automatisch mehr. Und wenn man sich an diese großen Nahrungsmengen gewöhnt, weitet sich der Magen, so dass man immer mehr Essen braucht, um ihn zu füllen und um satt zu werden. Dadurch kann das Essverhalten nachhaltig beeinflusst werden, ohne dass man es wahrnimmt. Heißhungerattacken und langfristig auch Übergewicht sind vorprogrammiert.

Um es nicht so weit kommen zu lassen, sollten Sie unbedingt daran denken: Weniger ist mehr! Lassen Sie sich nicht von besonders günstigen, aber extra großen Portionen anlocken. Gerade wenn sich eine Heißhungerattacke ankündigt, ist es wichtig, den Verstand einzuschalten. Wenn Sie der Lust nachgeben, greifen Sie zu kleinen Portionstüten oder Packungen, ob Chips, Pommes, Kekse oder Schokolade. So tricksen Sie sich selbst aus, denn meist sind danach Ihre Gelüste rundum befriedigt. Sie wissen ja: Spätestens nach 20 Minuten ist der Zauber sowieso vorbei, spätestens dann merken Sie, dass die kleine Portion völlig ausgereicht hat.

Nicht vergessen

Sie besuchen ein Lokal, in dem es wunderbar große Portionen gibt? Lassen Sie einfach ein Drittel übrig. Genießen Sie bewusst jeden Bissen, essen Sie langsam, und hören Sie auf, wenn Sie satt sind. So sensibilisieren Sie Ihren Magen für ein gesundes Ernährungsverhalten und überfordern ihn nicht mit zu viel Essen und überflüssigen Kalorien.

42 Suppe tut gut

Eine warme Suppe war seit jeher nicht nur ein preiswertes Essen, sondern ein wärmender und nährender Schmeichler für die Seele. Eine Suppe macht nicht nur satt, sie macht auch zufrieden. Leider vergessen wir das viel zu oft. Gerade bei einer anstehenden Heißhungerattacke kann eine leckere, heiße Suppe sehr gut sättigen und jegliche Gelüste dämpfen, ohne zu beschweren. Vor allem Frauen, die sich tagsüber im Job essensmäßig noch ganz gut gehalten haben, schlagen abends oft über die Stränge und essen viel zu viel Ungesundes. Hier können Sie wunderbar gegensteuern, indem Sie einfach erst einmal einen Teller Suppe essen. So sind Magen und Seele schon mal besänftigt, und man muss nicht hemmungslos weiteressen.

Suppen sind also für den Notfall ideal und somit gesundes Fastfood: Man kann sie sehr gut vorkochen und muss sie einfach nur noch aufwärmen. Sie stehen sofort zur Verfügung, um einen kleinen oder großen Hunger zu stillen. Selbst im Sommer tut die Wärme einer Suppe einfach nur gut und gibt uns das Gefühl, uns verwöhnt zu haben. Hinzu kommt, dass man damit auch die Körpertemperatur herunterregelt und sich viel besser fühlt, als wenn man etwas Eiskaltes konsumiert. Und noch einen Vorteil hat die Suppe: Sie ist Getränk und Essen in einem, und wie wir wissen, ist es für die körperliche und geistige Leistungsfähigkeit des Menschen enorm wichtig, genug Flüssigkeit aufzunehmen.

Nicht vergessen

Essen Sie hin und wieder eine Suppe vor der Hauptmahlzeit, denn sie füllt den Magen zu einem großen Teil. Erste Sättigungsgefühle stellen sich direkt ein, da es einige Minuten dauert, bis man die heiße Flüssigkeit gelöffelt hat.

43 Führen Sie Tagebuch

Schreiben Sie sich alles von der Seele, bringen Sie Ihre Gefühle zu Papier, und notieren Sie, wann Sie extreme Gelüste auf Süßes, Salziges oder Fettiges haben. In welcher Situation befinden Sie sich, welche Auslöser gibt es, wie fühlen Sie sich hinterher? Schwarz auf weiß, in Worte gefasst und zum Nachlesen erfahren Sie, wie es Ihnen vor, während oder nach einer Heißhungerattacke wirklich geht. Schauen Sie nicht weg, sondern schreiben Sie alles auf. Nur so können Sie die Essanfälle auch loslassen.

Machen Sie dazu folgende Übung: Vollenden Sie die unten stehenden Sätze, und lassen Sie dabei Ihren Gefühlen freien Lauf. Machen Sie sich bewusst, wie Sie über sich denken – meistens verurteilt man sich selbst, was einen erschreckt, aber das ist gut so. Nur dann bekommt man den nötigen Antrieb und kann beginnen, die schlechten Gedanken aus dem Kopf zu bekommen, um ein Leben mit entspanntem Essverhalten zu führen. Und das ist einer der wichtigsten Schritte im Kampf gegen Heißhungerattacken.

- Meine Essattacken sind …
- Wenn ich zu viel esse …
- Ich finde es schlimm, dass ich …
- Immer, wenn ich …
- Ich hasse …
- Ich wünschte, ich könnte …
- Wenn ich es nur schaffen würde …
- Am liebsten würde ich …

Nicht vergessen

Wenn ein Satzanfang für Sie nicht passt, lassen Sie ihn einfach aus. Schreiben Sie bei jedem für Sie passenden Punkt so lange, bis Ihnen wirklich nichts mehr einfällt. Nur so kommen Sie allen Gedanken auf die Spur. Sie können diese Übung immer wieder machen – so oft, wie Sie wollen.

44 Kleine Tricks – große Wirkung

Sie wollen Pommes, und daran geht kein Weg vorbei? Dann kriegen Sie Pommes – allerdings nicht rot-weiß vom Lieblingsimbiss um die Ecke, sondern selbst gemacht. Schneiden Sie rohe Kartoffeln in ganz dünne Scheiben, legen Sie sie auf ein Backblech mit Backpapier, und bestreuen Sie sie nach Belieben mit Salz, Paprikapulver oder sonstigen Gewürzen. Bei 180 °C werden die Ersatz-Pommes nun so lange gebacken, bis sie schön knusprig sind. Sie können sie heiß oder auch kalt als Chips verzehren. Das ist lecker und gesund, kommt im Gehirn gut an und stillt jegliche Gelüste auf mehr.

Ein anderer Trick, der vor allem die Lust auf Süßes unterbinden soll, lautet: Essen Sie genau das Gegenteil, das heißt Saures oder Salziges! Greifen Sie zu deftigen, sauer-pikanten Snacks wie z. B. Gewürzgurken, wenn Sie eigentlich am liebsten eine Tafel Schokolade vernaschen würden. So lenken Sie perfekt vom Süßen ab und tun Ihrem Körper auch noch Gutes: Gewürzgurken enthalten nämlich einen beachtlichen Anteil an gesundem Kalium.

Nicht vergessen

Es gibt Naschkatzen, die keinen Tag ohne süße Leckereien überstehen können. Wenn Sie dazugehören, dann stellen Sie sich am Vorabend auf einem kleinen Teller eine »normale« Portion Süßigkeiten zusammen. Das ist dann Ihre Tagesration, die Sie über den Tag verteilt naschen dürfen.

45 Trinken, trinken und nochmals trinken

Hätten Sie's gewusst? Auch zu wenig Flüssigkeit kann sich als Hungergefühl bemerkbar machen. Gerade in der heutigen, oft sehr hektischen Zeit trinkt man oft zu wenig oder vergisst es sogar ganz. Ein trockener Mund und ein oft gleichzeitig knurrender Magen erinnern einen dann daran – doch da ist es schon zu spät! Denn wenn der Körper Durst empfindet, ist er bereits an einem Punkt, wo der Flüssigkeitshaushalt durcheinander und die isotonische Zusammensetzung des Blutes nicht mehr im Gleichgewicht ist. Eine ausreichende Flüssigkeitszufuhr ist überaus wichtig, damit Gehirn und Körper dauerhaft fit, konzentriert und leistungsstark bleiben und einen harten Arbeitsalltag gut überstehen können. Am besten geeignet ist natürlich Wasser, aber auch Kräutertees und Saftschorle sind gute Durstlöscher. Das Getränk sollte möglichst wenig Zucker enthalten.

Wenn wieder einmal Ihr Magen knurrt, überlegen Sie: Haben Sie vielleicht nur zu wenig getrunken, weil Sie gerade ständig unterwegs sind, oder haben Sie tatsächlich Hunger? Gewöhnen Sie es sich an, erst einmal ein großes Glas Wasser zu trinken – oft ist danach der vermeintliche Hunger verschwunden. Falls nicht, ist der erste Heißhunger auf jeden Fall gestillt, und Sie können in Ruhe überlegen, was Sie essen möchten. An Ihrem Arbeitsplatz oder zu Hause sollte immer eine große Flasche Wasser bereitstehen, so werden Sie ständig daran erinnert, zu trinken. Ideal ist es, pro Stunde ein Glas zu trinken, dann kommen Sie problemlos auf die empfohlenen zwei bis drei Liter täglich. Und wenn

Sie unterwegs sind, nehmen Sie Ihr Getränk mit – sei es Wasser in der Plastikflasche oder Tee im schicken Thermobecher.

Nicht vergessen

Das Glas Wasser hat Ihren Süßhunger nicht gestillt? Dann tricksen Sie Ihren Körper aus und gönnen sich ausnahmsweise ein Glas Cola oder Limonade – am besten die zuckerfreie Variante ohne Kalorien.

46 Den Ursachen auf der Spur

Lernen Sie, Ihre Heißhungerattacken auszutricksen. Sie kommen und gehen wie Meereswellen. Befällt Sie der Drang zu essen, sagen Sie sich, dass Sie dem Drang nachgeben werden, wenn Sie es wirklich möchten. Warten Sie dann zehn Minuten. Damit wird sichergestellt, dass Sie bewusst und nicht zwanghaft essen. Die meisten »Suchtattacken« dauern sowieso nur ein paar Minuten. Versuchen Sie, sich in dieser Zeit so gut wie möglich abzulenken. Wie bei jeder Sucht bewirkt der erste Bissen nur, dass Sie noch mehr haben wollen.

Haben Sie sich dafür entschieden, dass Sie ein bestimmtes Lebensmittel wollen, legen Sie fest, wie viel davon vernünftig ist, und genießen Sie es langsam und bewusst. Finden Sie außerdem die Ursachen für die Heißhungerattacke heraus. Gelüste auf Salz, Schokolade oder Zucker können auf körperliche Ursachen hindeuten, wie z. B. einen Mineralstoffmangel, eine Unterzuckerung oder eine Unterfunktion der Schilddrüse.

Wenn Sie beim Fernsehen ständig knabbern müssen, lesen Sie stattdessen ein Buch, trinken Sie ein großes Glas Wasser, oder probieren Sie einen anderen der in diesem Buch vorgestellten Tipps aus. Wird Ihr Heißhunger durch eine bestimmte Umgebung (z. B. Küche, Supermarkt, Feinkostabteilung im Kaufhaus) ausgelöst, gehen Sie einfach weg. Sind Sie am Vormittag oder mittags immer müde und hungrig und haben Lust auf Kohlenhydrate, kann das daran liegen, dass Sie zu viele einfache Kohlenhydrate wie Zucker oder Weißmehlprodukte zu sich nehmen. Steigen Sie dann um auf Vollkornprodukte und auf Hülsenfrüchte, die länger satt machen.

Nicht vergessen

Nach einem anstrengenden Tag freuen Sie sich darauf, etwas Leckeres zu essen. Sie denken: »Das entspannt mich, das gönne ich mir jetzt!« Spüren Sie nun nach: Würde es Ihnen richtig gutgehen? Würden Sie sich wirklich ausgeruht, entspannt und zufrieden fühlen? Lassen Sie Ihren Gedanken freien Lauf!

47 Besser als naschen – Vanille schnuppern

Der süße, verführerische Duft von Vanille ist den meisten Menschen sympathisch – was die kleine Schote zu einem sehr begehrten Gewürz macht. Man verbindet mit ihrem unvergleichlichen Aroma Weichheit, Entspannung, Zufriedenheit, Wohlsein, Vertrautheit. Laut einer englischen Studie soll der intensive, harmonische

Duft der Vanille sogar die Lust auf Süßes und so den Appetit hemmen. Vanillegeruch beeinflusst außerdem im Gehirn die Ausschüttung des Glückshormons Serotonin. Das wirkt beruhigend auf die Nerven und bekämpft Abgeschlagenheit – positive Eigenschaften, die gerade bei einer Heißhungerattacke sehr bedeutsam sind! Schnuppern Sie einfach an einer Vanilleschote oder an Vanillezucker, oder trinken Sie eine Tasse Tee mit Vanillegeschmack. Duftlampen oder Duftkerzen mit Vanillearoma haben den gleichen Effekt. Der Hauptwirkstoff Vanillin ist übrigens chemisch verwandt mit den menschlichen Pheromonen, was der kleinen schwarzen Schote eine erotisch stimulierende Kraft zuschreibt.

Nicht vergessen

Die Teilnehmer einer Studie am St. George Hospital in London mussten einen Monat lang auf der Handinnenfläche ein Pflaster tragen, das Vanilleduft verströmte. Alle gaben an, dass sie während dieser Zeit deutlich weniger Lust auf Schokolade gehabt hätten. Machen Sie sich diese Erkenntnis zunutze!

48 Ohne Verbote geht's auch

Verbieten Sie sich grundsätzlich keine Lebensmittel, denn das weckt die Lust darauf erst recht. Alles ist erlaubt – jedoch in Maßen! Wenn Sie als »freier Mensch« etwas Unvernünftiges essen, haben Sie nicht das Gefühl, etwas Verbotenes zu tun – das dadurch umso interessanter erscheint.

Wer durch positive Erlebnisse innerlich zufrieden und ausgefüllt ist, der fühlt sich auf allen Ebenen satt. Dann dienen Naschereien nicht als Ersatzbefriedigung, sondern sie können wieder zu einer Art Luxusgut werden, das man sich ab und zu problemlos gönnt. Hat man sich allerdings eine Liste mit verbotenen Nahrungsmitteln aufgestellt, auf die man rigoros verzichten möchte, so beschäftigt sich das Unterbewusstsein umso mehr mit dieser Verführung. Man nimmt genau das, was man nicht essen »soll«, viel zu wichtig und denkt permanent daran. Und wenn man sich in Gedanken ständig mit den »verbotenen Früchten« beschäftigt, bekommt man unweigerlich Lust darauf, und es fällt immer schwerer, ihnen zu widerstehen. Schließen Sie daher Frieden mit Chips, Schokolade, Sahnetorte, Pizza & Co.! Akzeptieren Sie, dass Sie hin und wieder Lust darauf haben und sich dann eine dieser Leckereien gönnen dürfen. Denn erst, wenn Sie im Inneren tatsächlich losgelassen haben, reagieren auch Ihre Sinne nicht mehr mit einer Heißhungerattacke auf äußere Reize, und sogar der Anblick einer Portion Pommes rot-weiß verliert irgendwann seinen Zauber.

Nicht vergessen

So finden Sie heraus, ob Sie dazu neigen, sich Verbote aufzustellen: Können Sie das Thema Essen stundenlang vergessen, weil Sie sich mit interessanteren Themen beschäftigen? Oder begegnet das Thema Essen Ihnen früher oder später bei allem, was Sie tun?

49 Meiden Sie jede Versuchung

Sie werden einfach immer wieder schwach, obwohl Sie schon so viel ausprobiert haben? Dann hilft bei Ihnen wahrscheinlich nur ein radikaler Heißhungerkiller: Nichts einkaufen! Denn wenn nichts im Kühlschrank ist, dann kann man auch nichts essen. Seien Sie streng mit sich selbst, und lassen Sie Ihre Lieblingskekse oder Ihr Lieblingsfertiggericht im Regal. Wenn Sie nur gesunde, nahrhafte Sattmacher wie Obst, Gemüse, Joghurt, Vollkornbrot, Pasta etc. zu Hause haben, stehen Sie bei auftretenden Hungergefühlen nicht vor der Qual der Wahl. Dann müssen Sie einfach auf diese Produkte zurückgreifen. Das wird Sie zwar in dem kritischen Moment furchtbar ärgern, und Sie werden sicherlich krampfhaft überlegen, wie Sie jetzt am schnellsten Ihre Gelüste befriedigen können. Aber je mehr Zeit vergeht, und wenn Sie sich vielleicht »erst mal« mit einem Käsebrot beruhigt haben, desto schwächer wird auch der Heißhunger. Hinterher werden Sie stolz auf Ihre Selbstbeherrschung sein und immer seltener derartige Bedürfnisse spüren. Denn wie der Körper sich durchaus an Genussmittel wie Süßigkeiten gewöhnen kann, kann er sie sich auch wieder abgewöhnen.

Nicht vergessen

Im Schrank liegen immer noch die Tüte Chips und die Dose Erdnüsse von der letzten Party – na und? Sie sind kein Müllschlucker, und diese Dinge werden Ihnen bei Heißhunger nur gefährlich – weg damit!

50 Geheimwaffe Zahnbürste

Der Griff zur Zahnbürste oder zur Mundspülung kann Ihnen helfen, eine Heißhungerattacke zu überwinden! Der erste Vorteil dabei ist, dass man den Gedanken an Essen bewusst ablenkt, da man ins Badezimmer gehen muss und etwas völlig anderes tut, als seine Esslust zu befriedigen. Des Weiteren neutralisiert der frische, saubere Geschmack im Mund sofort den Heißhunger auf Süßigkeiten. Wenn die Zahnpasta oder das Mundwasser außerdem Menthol enthält, also nach Minze schmeckt, verstärkt dies die Wirkung enorm. Die ätherischen Öle in der Minze kühlen die Mundschleimhäute, der Mund- und Rachenraum fühlt sich angenehm frisch und »rein« an. Das macht es einem schwer, dem Heißhungergefühl nachzugeben, denn das Verlangen beruht zu einem großen Teil auf dem bevorstehenden Geschmackserlebnis. Putzen oder spülen Sie Ihre Zähne mindestens drei Minuten – danach dürfte Ihnen die Esslust gründlich vergangen sein. Dieser Heißhungerkiller kann unendlich oft zum Einsatz kommen – denn Sie tun damit auch Ihren Zähnen Gutes!

Nicht vergessen

Gewöhnen Sie sich an, nach jeder Mahlzeit die Zähne zu putzen – auch in der Arbeit. Deponieren Sie Zahnbürste und Zahnpasta anstelle von Keksen, Bonbons & Co. in Ihrer Schreibtischschublade! So haben Sie jederzeit ein probates Mittel gegen Heißhungerattacken zur Hand.

Welcher Naschtyp sind Sie?

Bitte kreuzen Sie alle Aussagen an, die auf Sie zutreffen.

1	Ohne Frühstück gehe ich morgens nicht aus dem Haus.	☐	A
2	Meistens esse ich den ganzen Tag nichts und schlage abends zu Hause dann richtig zu.	☐	C
3	Das Thema Essen ist für mich unwichtig, ich esse alles und so viel, wie ich will.	☐	B
4	Wenn ich Stress habe, greife ich gerne zu Süßigkeiten und Fertiggerichten.	☐	C
5	Ich versuche, mich möglichst ausgewogen und vollwertig zu ernähren.	☐	A
6	Wenn ich allein zu Hause bin, schlemme ich gerne hemmungslos.	☐	C
7	Ich bringe keinen Bissen hinunter, wenn es mir schlecht geht.	☐	B
8	Ohne Lebensmittelverbote kann ich mein Gewicht nicht halten.	☐	B
9	Man soll mindestens zwei Liter pro Tag trinken. Das schaffe ich leicht!	☐	A
10	So gut es geht, verzichte ich auf normalen Zucker und verwende dafür Süßstoff.	☐	B
11	Ich esse wenige Light-Produkte, weil sie mir einfach nicht so gut schmecken.	☐	A
12	Ich kann problemlos weiteressen, auch wenn ich schon satt bin.	☐	C

13	Am besten kann ich abschalten, wenn ich meinem Körper etwas Gutes tue, z. B. ein heißes Bad nehme.	▢ A
14	Ich bin sehr sensibel und habe öfter mit Stimmungstiefs zu kämpfen.	▢ B
15	Seit ich denken kann, bin ich immer mal wieder auf Diät.	▢ C
16	Ich gehe gerne in ein schönes Restaurant und genieße ein leckeres Essen mit allem Drum und Dran.	▢ A
17	Wenn es ein Büfett gibt, bin ich meistens völlig überfordert, mich zu entscheiden. Ich esse dann oft zu viel.	▢ C
18	Es kommt oft vor, dass ich kurz nach dem Mittagessen schon wieder Hunger habe.	▢ C
19	Ich versuche, möglichst viele Vollkornprodukte zu essen, schaffe es aber nicht immer.	▢ B
20	Ich verbringe so oft wie möglich meine Freizeit mit meinen Freunden oder meiner Familie.	▢ A
21	Ich bin ein Bewegungsmuffel, quäle mich höchstens einmal pro Woche runter von der Couch.	▢ B
22	Wenn ich in den Spiegel schaue, bin ich mit meinem Aussehen nicht immer ganz zufrieden.	▢ B
23	Ich esse durchschnittlich fünfmal am Tag, die Snacks mitgerechnet.	▢ A
24	Naschen und Fernsehen gehören für mich einfach zusammen.	▢ C

25	Nach einem anstrengenden Tag gönne ich mir gerne mal etwas besonders Leckeres.	▢	B
26	Beim Einkauf landen immer Gummibärchen und Kekse im Korb.	▢	C
27	Mein Supermarkt ist nur einen Kilometer entfernt, da gehe ich immer zu Fuß hin.	▢	A
28	Abends versuche ich nichts zu essen, höchstens eine Kleinigkeit gegen den Heißhunger.	▢	C
29	Wenn ich spontan eingeladen werde, aber schon gegessen habe, ist das kein Problem – der Appetit kommt beim Anblick des Essens!	▢	B
30	Bei meinen Videoabenden mit Freunden gibt es Salzstangen, Popcorn und selbstgemachte Kartoffelchips.	▢	A

Bitte zählen Sie zusammen, wie oft Sie jeweils angekreuzt haben:

A = ▢

B = ▢

C = ▢

Der Buchstabe mit den häufigsten Kreuzen entspricht Ihrem Typ. Bei gleichem Punktestand lesen Sie bitte beide Texte, dann sind Sie ein Mischtyp.

Auswertung: Welcher Naschtyp sind Sie?

Typ A: Der Ernährungsbewusste

Herzlichen Glückwunsch! Sie haben ein gesundes, ausgewogenes Verhältnis zum Essen und können kleine Naschereien oder ab und zu ein ausgiebiges 3-Gänge-Menü auch bewusst genießen. Sie sind im Großen und Ganzen mit Ihrem Gewicht zufrieden. Sollten Sie gelegentlich mal über die Stränge schlagen, ist es nicht schlimm, denn Sie wissen ja, was gut für Sie und Ihren Körper ist. Sie beginnen den Tag meist mit einem ausgiebigen Frühstück, und dann geht's gesund weiter. Zwischendurch gibt's immer mal wieder Obst oder Gemüse. Einfache Kohlenhydrate wie Süßigkeiten genehmigen Sie sich ab und zu, da sie gut für die Seele sind und insofern auch nicht verboten. Grundsätzlich bevorzugen Sie jedoch Vollkornprodukte, die den Blutzucker konstant halten und Heißhungerattacken verhindern. Dass Ihre Ernährung sich positiv auf Ihr Gewicht auswirkt, ist fast selbstverständlich. Sie wissen, was Essen bedeutet und was es für uns tun kann – beziehungsweise uns antun kann, wenn wir zu viel und unkontrolliert futtern! Sie tun Ihrem Körper auch gerne etwas Gutes, indem Sie auf ausreichend Entspannungs- und Erholungsphasen Wert legen. Sei es Yoga, ein Abend mit Freunden oder ein heißes Bad – es hilft Ihnen, sich im Einklang mit sich und der Umwelt zu fühlen und gutgelaunt durch den Tag zu kommen. Heißhungerattacken aus Frust oder Einsamkeit haben bei Ihnen keine Chance! Weiter so!

Typ B: Der Genießer

Egal ob in Gesellschaft oder zu Hause vor dem Fernseher – Sie schlemmen gern, lieben gutes, ausgiebiges Essen. Es kommt nicht selten vor, dass Sie naschen und sich mit Fastfood belohnen, wenn der Tag mal besonders anstrengend war. Sie denken, dass Sie das jetzt »brauchen«, fühlen sich nach einer Futterei allerdings nicht viel besser. Heißhunger ist für Sie kein Fremdwort. Sie versuchen zwar immer mal wieder, Ihren Körper in Form zu bringen, doch Sie nehmen es mit dem Sport nicht so genau. Sie sind dann eher rigoros zu sich selbst und verzichten auf Geschmack, indem Sie z. B. Süßstoff statt Zucker verwenden.

Versuchen Sie, sich ausgewogen und abwechslungsreich zu ernähren und gerade in stressigen Zeiten öfter und bewusst auf Entspannungstechniken oder gesunde Snacks zurückzugreifen anstatt auf Schokolade & Co.! Gehören Sie zu denen, die noch mehr essen, wenn sie einmal über die Stränge geschlagen haben, weil Sie der Ansicht sind, es ist eh Hopfen und Malz verloren? Ärgern Sie sich nicht, und versuchen Sie dafür beim nächsten Mal, durch bestimmte Taktiken und Tricks den Heißhunger zu überlisten. Langfristig werden Sie damit Erfolg haben! Vergessen Sie nicht, Sie sind nicht allein. Millionen anderer Frauen und Männer versuchen täglich, den kulinarischen Versuchungen zu widerstehen. Es gelingt ihnen nicht immer und nicht jeden Tag: Aber mit jedem Etappensieg wird es leichter. Auch Sie können es schaffen!

Typ C: Der Frustesser

Sie kennen die Momente nur zu gut, wenn sich plötzlich der »Hunger nach mehr« ankündigt. Das kann kurz nach einem guten Essen, genauso gut aber auch nach einem stressigen und anstrengenden Arbeitstag sein. Der Drang, die Lust auf Essen zu befriedigen – am liebsten mit möglichst Süßem und Fettigem – nimmt Ihre Gedanken komplett ein. Zeitweise haben Sie sich zwar ganz gut im Griff, aber früher oder später können Sie sich nicht mehr zurückhalten und verschlingen Essen, als würde es morgen nichts mehr geben. Gerade weil Sie das wissen, versuchen Sie sich z. B. mit Lebensmittelverboten besonders einzuschränken.
Entdecken Sie die schönen Seiten an Ihrem Körper. Sind Sie nicht zufrieden mit Ihrem Aussehen, dann suchen Sie sich etwas, das Sie stolz macht. Lenken Sie Ihre Gedanken weg vom Essen, ändern Sie Ihr Essverhalten, und lernen Sie, wieder zu genießen. Erholen Sie sich ganz bewusst vom Alltagsstress: Probieren Sie eine Entspannungstechnik, machen Sie Sport, oder treffen Sie Freunde. So können Sie Heißhungeranfälle in kritischen Zeiten dauerhaft verbannen! Kleine Rückschläge sollten Sie nicht aus der Ruhe bringen. Es ist völlig normal: Ihr Körper ist keine Maschine und muss sich erst von den Heißhungerattacken entwöhnen. Seien Sie offen für Neues, lassen Sie sich inspirieren, und arbeiten Sie aktiv an Ihrem Selbstwertgefühl.

Literatur

Besser-Siegmund, Cora:
Nie wieder Heißhunger.
TRIAS Verlag in MVS Medizinverlage, Stuttgart 2004

Deutsche Gesellschaft für Ernährung (Hrsg.):
Referenzwerte für die Nährstoffzufuhr.
Umschau/Braus Verlagsgesellschaft, Frankfurt a. M., 2000

Nelke, Sabine; Tanzer, Ulrike:
Essen und Trinken gegen Burnout.
CARE-LINE Verlag, Neuried 2006

Puhn, Adele:
Die revolutionäre Stoffwechseldiät.
Mosaik Verlag, München 1996

Waterhouse, Debra:
Frauen brauchen Schokolade.
Wilhelm Goldmann Verlag, München 1999

Autorin

Ulrike Tanzer studierte Haushalts- und Ernährungswissenschaften an der TU Weihenstephan mit Schwerpunkt Präventivmedizin. Bereits während des Studiums arbeitete sie am Therapie-Centrum für Ess-Störungen des Max-Planck-Instituts.
Als Mitarbeiterin einer Projektagentur für Bildungsmedien war sie unter anderem für die Konzeption und Umsetzung von Ernährungsworkshops verantwortlich. Heute lebt und arbeitet die diplomierte Ökotrophologin als Redakteurin und freie Autorin in Köln.